MARIO G. AÑORVE

ENSAMBLAR
LOS FRAGMENTOS

Consejos para Armar
el Rompecabezas de la Vida

Primera Edición
2024

©Copyritgh All rights reserved

A Dios mi fuente de sabiduría
y conocimiento, agradezco y dedico este libro.
Gracias por tu fe en mí.

A mi Esposa Annelie, a mis hijos: Anisa, Aminadí,
Abimael, M. Barush y Ari, Uri Jassiel, Génesis y Sharon
a mi Papá René G., a mi mamá Lolita y
a mis hermanos Zulma Y Rodolfo.
Gracias por ser y estar.

ÍNDICE

Introducción 9
1 El Viaje del Auto-descubrimiento Personal 11
2 Crecimiento Personal... 15
3 Transformando la Mente Negativa en una Fuente de Positividad ...21
4 El Poder de Pensar Positivo.. 25
5 El Positivismo Tóxico.. 31
6 El Arte de fluir con la vida... 35
7 El Error de ver la vida desde el filtro de las redes sociales....... 41
8 La Ley de Correspondencia: Tu Mundo Reflejado................ 51
9 Camino al Autoamor y Sanidad Interior........................... 59
10 Como controlar la ansiedad y el miedo.......................... 67
11 El duelo que más duele... 73
12 Como equilibrar las emociones..................................... 79
13 Bendecir o Maldecir: El Poder de las Palabras.................. 85
14 Cómo mantener la calma y no caer en provocaciones............91
15 Ley Inmutable de Causa y Efecto................................... 97
16 El Poder Sanador del Perdón....................................... 107
17 El Poder de la Autodisciplina y el Control Emocional......... 113
18 La Virtud de la Paciencia: La Serenidad Interior................ 127
19 La Sabiduría de la discrepancia.................................... 135
20 El Poder Transformador del Autoconcepto....................... 143
21 El Poder Transformador de Creer en Uno Mismo............... 151
22 La Felicidad: ¿Qué es y Qué No es?................................ 155
23 El Miedo al Abandono... 169
24 El odio: Un castigo autoimpuesto.................................. 175
25 Mindfulness. Qué es y Qué no es.................................. 181
26 El Poder del Silencio.. 197
27 Confía en el Proceso de la Vida.................................... 207
28 El Poder de La Oración y la Meditación.......................... 211
29 Disfruta la Vida Tal Como Es....................................... 217

Introducción

La vida puede ser como un rompecabezas difícil y súper fascinante, compuesto por innumerables piezas que representan nuestros sueños, metas, relaciones y experiencias. El ser humano tiene como regla general enfrentarse a la tarea única y más desafiante de armar este rompecabezas, ensamblando las piezas para poder descubrir su propósito y alcanzar la plenitud. No obstante, el camino muchas veces se ve obstaculizado: piezas que faltan, piezas que no encajan o áreas de la imagen que aún no figuramos. Esto pudiera ser muy abrumador y desconcertante, pero debemos recordar que sin excepciones todos enfrentaremos estos desafíos en algún momento de nuestras vidas.

La paciencia, resiliencia y sabiduría serán piezas clave para poder lidiar con ello. La clave está en aprender a abordarlos con paciencia, resiliencia y sabiduría. Este libro, "Ensamblar los Fragmentos: Consejos para Armar el Rompecabezas de la Vida", fue diseñado para ser una guía en tu viaje de vida. A través de estas páginas, se explorarán diversos aspectos de la vida y se ofrecerán consejos prácticos para ayudarte a encontrar las piezas correctas y ponerlas en su lugar. En cada capítulo, se explorarán temas muy importantes como el auto descubrimiento, el crecimiento personal, relaciones significativas, cómo equilibrar el trabajo y la vida, e incentivar la ardua tarea de la búsqueda de la felicidad y el propósito de vida.

Se combinarán historias inspiradoras, ejercicios y consejos reflexivos como prácticos, que ahondaremos en la sabiduría acumulada a través de los años. Es bien sabido que cada individuo, ser viviente y coexistente en este cosmos, su experiencia de vida es única e incomparable por lo que este ejemplar escrito no contiene todas las respuestas.

Sin embargo, te proporcionaremos herramienta súper valiosas que puedas tomar en cuenta durante tu viaje de vida.

Nuestro deseo es que puedas inspirarte a lograr ser tu propio arquitecto de vida, concientizar en cada una de tus decisiones y así poder equilibrar tu felicidad y alegría en el trayecto de ensamblaje de tu rompecabezas de la vida.

Conforme te internes en el contenido de estos escritos, nuestro incentivo es que mantengas una amplitud de mente para poder visualizar nuevas perspectivas llenas de muchos cambios. La vida es un "puzzle" volátil que evoluciona constantemente para moldearnos mientras se avanza. En la exploración de nuevas aventuras y los errores que ellos conllevan afianzan nuestra astucia para descubrir más piezas invisibles que nos ayudarán a completar la imagen de nuestra vida. Es importante recordar que este rompecabezas de la vida solo tú lo podrás resolver. Tu estas al mando, llevas el control del timón y cada toma de decisión es muy importante. Deseamos profundamente que este libro te sea de inspiración, meditación y sabiduría para hacer frente a los estragos de cualquier camino escabroso que te encuentres.

¡Bienvenido a esta emocionante aventura de ensamblar los fragmentos de tu vida!

Capítulo 1

El Viaje del Autodescubrimiento personal

La vida nos muestra un camino individual que debemos andarlo meticulosamente solos: Es un camino hacia el autodescubrimiento personal. Esta travesía se basa en un acto profundo de observación interna para comprender la realidad de quienes somos, que nos incentiva, que nos despierta, que nos detiene y aumenta las causas que nos hacen verdaderamente felices. Siendo este un proceso de sumersión auto interno súper profundo para poder explorar nuestras emociones, defectos, cualidades, limitaciones y fortaleza que arman la esencia de lo que somos.

La etapa inicial del viaje de autodescubrimiento es de darnos cuenta del grito interior que nos hará impulsarnos para escudriñar quienes en realidad somos. Una vez reconocido el grito nuestro siguiente movimiento debe ser adentrarnos en la práctica de un examen de conciencia. En este examen de conciencia descubriremos el arte de observar nuestros pensamientos, comportamientos y emociones con una amplitud de mente extensa y benévola. La mayoría de nosotros sabemos que en nuestro interior hay aspectos que sería muy bueno pasar por desapercibidos o encontrarles un cambio. Al reconocer estas cualidades, podremos hallar en nuestras vidas una mayor satisfacción.

El autodescubrimiento comienza con mirar muy adentro en nuestro ser al actuar como una brújula interna reconociendo todas nuestras emociones. Constantemente nos encontramos atrapados en un tornado de sentimientos sin percibir la fuente de procedencia o de su significado.

Al darnos la oportunidad y el tiempo necesario para indagar estas emociones, ira, tristeza, miedo o alegrías, encontraremos una profunda comprensión de nosotros mismos y de nuestras muy cambiantes emociones.

Por ejemplo, en esta historia: Ana, es una joven ejecutiva, que siempre se había sentido atribulada por una sensación continua de insatisfacción en su carrera. Después de dedicar tiempo al examen de conciencia, descubrió que su verdadera pasión se anidaba en el arte y la creatividad. Este descubrimiento la llevó a dar un giro por un cambio radical en su vida, renunciando a su trabajo corporativo para seguir una carrera en el diseño gráfico, donde finalmente halló el éxito y la felicidad.

El autodescubrimiento es semejante a un espejo, nos refleja tal cual somos y nos insta a hacernos una auto evaluación honesta de nuestras cualidades y defectos. Todos tenemos dones únicos que nos hacen sobre salir y brillar, así mismo como debilidades defectos y cualidades. El aceptar y reconocer estas discrepancias en nuestras vidas nos permitirá crecer y evolucionar como humanos. Una ayuda muy conveniente es llevar un diario de registro de logros, desafíos y áreas de mejoría, que te ayudará a descubrir patrones en tu comportamiento y comprender mejor tus dones y debilidades.

Por ejemplo: Juan solía considerar su timidez como un defecto que lo limitaba en su vida personal y profesional. Sin embargo, a través de la auto-reflexión, descubrió que su naturaleza tranquila era en realidad una fortaleza: le permitía ser un oyente atento y un solucionador de problemas reflexivo. Abrazando esta cualidad, Juan encontró su voz en reuniones importantes y se destacó como un líder compasivo en su comunidad.

Este concepto de autodescubrimiento es usado muchas veces como un marro y un cincel que nos ayuda a superar nuestros miedos paralizantes y limitaciones auto impuestas.

Con frecuencia nos aferramos a creencias limitantes que nos obstaculizan el camino para poder alcanzar nuestro verdadero potencial.

Al enfrentarse a estas barreras mentales, alcanzaríamos a liberarnos y así poder perseguir nuestras metas más intrépidas.

Por ejemplo: Marta soñaba con viajar por el mundo, pero siempre se había contenido a viajar debido a su miedo a lo desconocido. Después de un período de auto-reflexión, se dio cuenta de que su miedo estaba arraigado en la falta de confianza en sí misma. Decidió enfrentar este miedo de frente y se comprometió a viajar sola durante un mes. Este viaje no solo la llevó a descubrir nuevas culturas y experiencias, sino que también fortaleció su confianza en sí misma y su capacidad para superar los desafíos.

Este mismo método del autodescubrimiento concluye con la celebración y aceptación de nuestra legitimidad. Cuando nos damos la oportunidad de ser verdaderamente quienes somos, paralelo a nuestros valores y pasiones más profundas, nos encontramos con una alegría y una satisfacción de felicidad en la vida, incomparable.

Esto mismo nos exhorta a desarrollar un listado de nuestras reflexiones y valores fundamentales sobre cómo podemos co-habitar más en armonía con ellos en nuestra vida diaria. Esto nos ayudará a tomar decisiones significativas y auténticas.

María siempre había sentido una atracción hacia la enseñanza, pero la presión social la llevó a seguir una carrera en finanzas, que nunca la satisfizo completamente. Después de un largo período de autodescubrimiento, finalmente tuvo el coraje de seguir su pasión por la educación. Hoy en día, es una maestra apasionada que inspira a sus estudiantes a seguir sus sueños y a vivir auténticamente.

El autodescubrimiento es una travesía constante, una búsqueda incansable de conocimiento y entendimiento de uno mismo. A través de él examen consciente de conciencia y la valentía para arroparnos en nuestra verdadera esencia, podemos encontrar la chispa mágica de la plenitud y la autenticidad en nuestras vidas. Que este viaje sea tu mayor aventura y tu fuente de felicidad y éxito duradero.

Capítulo 2

Crecimiento Personal

El crecimiento personal es un proceso continuo a lo largo de la vida, donde enfrentamos desafíos y adquirimos habilidades que nos permiten sentirnos satisfechos con nosotros mismos y con nuestro entorno.

A este proceso se le requiere la movilización de las competencias personales y nuestro potencial para incrementar nuestra satisfacción personal y lograr un crecimiento constante, alcanzando objetivos que nos enriquezcan y aporten sentido a nuestra rápida existencia.

El crecimiento personal es esencial y muy fundamental para experimentar libertad, porque nos permite aplicar y ejercer nuestras habilidades de nuestro entorno y enfrentar los desafíos con valentía. Es muy útil para tomar control absoluto de nuestras vidas, identificar nuestras fallas y limitaciones para potenciar nuestras habilidades.

El camino del desarrollo personal es una experiencia enriquecedora que aumenta nuestra autoconciencia y fortalece nuestra confianza en nosotros mismos. Esta travesía interior es única y nos brinda una valiosa sensación de crecimiento que nadie puede arrebatarnos.

El crecimiento personal es un viaje constante hacia la realización de nuestro potencial máximo y la consecución de una vida plena y satisfactoria.

En este capítulo, exploraremos cómo el crecimiento personal contribuye a la felicidad de las personas al ayudarles a alcanzar un mayor nivel de productividad.

Examinaremos cómo aprender a organizar el tiempo, entender que superarse uno mismo y adquirir nuevos conocimientos son elementos fundamentales en este proceso.

También proporcionaremos ejemplos de vidas inspiradoras y consejos prácticos para alcanzar el éxito y contribuir al mejoramiento de la sociedad. Además, exploraremos las perspectivas de la psicología y la ciencia sobre la importancia del crecimiento personal para evitar quedar estancados en el pasado.

La relación entre crecimiento personal y la felicidad

La felicidad se manifiesta como un comportamiento mental cuando vivimos nuestros valores, objetivos y pasiones de la vida. El crecimiento personal contribuye significativamente a este estado de felicidad al permitirnos desarrollar nuestras habilidades, encontrar nuestras fortalezas y avanzar sobre nuestras limitaciones.

Al esmerarnos por mejorar y crecer, adquirimos un sentido de satisfacción y logro que enriquece nuestras vidas. La búsqueda del crecimiento personal está inherentemente ligada a la búsqueda de la felicidad. Cuando las personas adquieren un compromiso con su propio desarrollo, desarrollan un sentido de logro y satisfacción. Esta sensación de progreso y superación continua, alimenta y fortalece la resiliencia y la autoestima ante las confrontaciones de la vida.

Organización del Tiempo y Productividad

Una de las claves para el crecimiento personal es aprender a organizar nuestro tiempo de manera eficiente. Esto implica establecer metas claras, priorizar tareas y gestionar nuestro tiempo de manera efectiva.

Cuando somos capaces de administrar nuestro tiempo de manera eficiente, podemos dedicar más tiempo a actividades que nos ayuden a crecer y desarrollarnos, ya sea aprendiendo nuevas habilidades, trabajando en proyectos significativos o cuidando nuestro bienestar emocional y físico.

Dentro del crecimiento personal hay implicado un proceso lleno de desafíos y superación de obstáculos. Salir de nuestra zona de confort es muy importante para enfrentar situaciones desafiantes para crecer y desarrollarnos. Esto implica aceptar los riesgos inherentes a nuestras decisiones, mantener la determinación frente a obstáculos desafiantes, y extraer valiosas lecciones de nuestros fracasos. La superación de estos riesgos fortalecerá nuestra resiliencia y desarrollaremos una confianza mayor en nuestra capacidad y habilidades.

El aprendizaje continuo es esencial para el crecimiento personal. Estar abierto a nuevas ideas, perspectivas y experiencias nos permite expandir nuestros horizontes y desarrollar una comprensión más profunda del mundo que nos rodea.

Ya sea a través de la educación formal, la lectura de libros, la participación en cursos en línea o la búsqueda de mentoría, la adquisición de nuevos conocimientos nos ayuda a mantenernos relevantes, adaptarnos al cambio y seguir creciendo como individuos.

Innumerables figuras históricas y modernas han puesto de ejemplo el poder de crecimiento personal como una vía para transformar vidas e impactar a la sociedad de forma positiva. Desde líderes empresariales como Elon Musk, que constantemente desafía los límites de la innovación, hasta activistas como Malala Yousafzai, que defienden la educación y la igualdad de género, estas figuras son de inspiración y ejemplos a seguir para seguir persiguiendo nuestros sueños y así contribuir a la sociedad un bienestar agradable a través del crecimiento personal.

Consejos prácticos para el éxito y el impacto social

• *Establece metas claras y alcanzables:* Define lo que quieres lograr en diferentes áreas de tu vida y trabaja de manera constante hacia esas metas.

- *Cultiva una mentalidad de crecimiento:* Cree en tu capacidad para aprender y mejorar continuamente.

- *Busca oportunidades de aprendizaje:* Mantente abierto a nuevas experiencias y busca constantemente formas de expandir tu conocimiento y habilidades.

- *Desarrolla habilidades de gestión del tiempo:* Aprende a priorizar tareas y gestionar tu tiempo de manera eficiente para maximizar tu productividad y tu tiempo de crecimiento.

- *Acepta los desafíos como oportunidades de crecimiento:* Enfrenta los obstáculos con determinación y ve cada desafío como una oportunidad para aprender y crecer.

- *Sé consciente de tu bienestar emocional y físico:* Cuida tu salud mental y física para asegurarte de tener la energía y la claridad mental necesarias para perseguir tus objetivos de crecimiento personal.

La ciencia y la psicología respaldan la percepción de que el crecimiento personal es vital y esencial para el bienestar humano. La teoría del crecimiento insiste en que las personas tienen una tendencia congénita a buscar el crecimiento y la autorrealización a lo largo de sus vidas. Asimismo, se demostró en esta investigación que el compromiso de aprendizaje y el desarrollo personal está asociado con el bienestar psicológico y niveles más altos de satisfacción.

A medida que crecemos personalmente, también mejoramos nuestras relaciones con los demás. Aprendemos a comunicarnos de manera efectiva, a empatizar con los demás y a colaborar en equipo, lo que fortalece nuestras conexiones personales y profesionales.

El crecimiento personal nos ayuda a superar miedos y bloqueos mentales que pueden impedir nuestro progreso, permitiéndonos vivir de manera más auténtica y satisfactoria.

Al invertir en nuestro desarrollo personal, nos convertimos en personas más completas, capaces de contribuir positivamente a nuestra comunidad y al mundo.

El crecimiento y desarrollo personal son esenciales para vivir una vida significativa, plena y realizada, mejorando nuestra capacidad de adaptación, relaciones y bienestar general.

Al final del día el crecimiento personal se concibe como un viaje sin escala hacia la realización de nuestro potencial máximo y el conseguimiento de una vida satisfactoria y plena. Sabiendo organizar nuestro tiempo, podemos superarnos a nosotros mismos y obtener nuevos conocimientos, pudiendo así alcanzar el éxito personal representativo para el mejoramiento de la sociedad. El respaldo muy importante de la ciencia y la psicología acreditan que el crecimiento personal tiene un papel fundamental en la búsqueda del bienestar humano y la felicidad en el significado de la vida.

Capítulo 3

Transformando la mente negativa en una fuente de positividad

Dentro de las entrañas del ser humano podemos encontrar un amplio universo de pensamientos, una aleación de luces y sombras que moldean nuestras acciones y percepciones. Muchos de estos pensamientos se levantan como bestias desintegrando la confianza y alimentando la tenebrosidad dentro nuestro. Los pensamientos negativos, esos malintencionados enemigos de nuestra alma, actúan como conductos adyacentes en nuestras vidas induciéndonos en un camino escabroso de autodestrucción y desesperación.

Los pensamientos negativos no solo son una simple molestia mental; son una forma de suicidio espiritual. Cuando permitimos que estas sombras oscurezcan nuestra mente, estamos negando la luz que nos conecta con nuestra verdadera esencia. Nos estamos cerrando a la posibilidad de experimentar la plenitud de la vida y el amor incondicional que nos rodea. La mente es un arma muy poderosa, pero actúa en los dos sentidos, catapultándonos hacia el éxito o hundiéndonos en la miseria.

Imagina, por un momento, que estás en un jardín exuberante, rodeado de flores de colores vibrantes y el suave susurro del viento entre los árboles. Este podría ser tu paraíso personal, un lugar de paz y serenidad. Pero ¿qué sucede cuando permites que los pensamientos negativos invadan tu mente?

De repente, ese mismo jardín se convierte en un oscuro y sombrío laberinto, donde cada flor parece marchita y cada brisa se transforma en un aullido de tormenta. La mente, con su poderosa capacidad de percepción, puede convertir el paraíso en infierno en cuestión de momentos.

La mente es una fábrica de realidades, un taller donde se maquilan los pensamientos y la percepción. Nuestras afirmaciones y creencias mentales irremediablemente se convierten en nuestra realidad. Si cotidianamente nos alimentamos de frases negativas como: "No va a salir bien", "soy malo para esto", " No me lo merezco", estamos confeccionando nuestra existencia a una realidad propia, oscura y limitada.

Pero aquí descansa la ambigüedad: así como la mente puede ser la arquitecta de nuestra propia desdicha, también puede ser la forjadora de nuestro éxito y felicidad. Cuando elegimos cambiar nuestros pensamientos negativos por positivos, estamos desatando el poder transformador de la mente.

Transformando la Oscuridad en Luz

Entonces, ¿cómo podemos convertir esas bestias mentales en aliadas que nos impulsen hacia el crecimiento y la realización? La práctica constante del pensamiento positivo y la aplicación de la fe en algo más grande que nosotros mismos es la respuesta.

Imagina que te encuentras en medio de una situación desafiante, donde los pensamientos negativos comienzan a acecharte, susurrándote que eres incapaz de superarla. En lugar de sucumbir a estas voces oscuras, puedes optar por cambiar tu diálogo interno. En lugar de decirte a ti mismo "No puedo hacerlo", puedes afirmar con firmeza: "Soy capaz de enfrentar cualquier desafío que se me presente". Al hacerlo, estás reprogramando tu mente para creer en tu propia capacidad y potencial.

La fe en Dios, el creador de todo lo que existe, también puede ser un poderoso aliado en nuestro viaje hacia la transformación personal, algunas personas lo consideran su primera opción al inicio ya que eso les ha dado buen resultado. Al confiar en que hay una fuerza mayor que guía nuestros pasos y nos sostiene en los momentos de dificultad, podemos encontrar consuelo y fortaleza incluso en los momentos más oscuros.

La psicología respalda este concepto, reconociendo el poder de la fe y la espiritualidad en la promoción de la salud mental y el bienestar emocional. Numerosos estudios han demostrado que las personas que cultivan una conexión con lo divino tienden a experimentar niveles más bajos de estrés, ansiedad y depresión. La fe en un poder superior puede proporcionar un sentido de propósito y significado, ayudándonos a enfrentar los desafíos con una actitud de esperanza y resiliencia.

Al final, los pensamientos negativos son una elección. Podemos permitir que nos arrastren hacia la oscuridad o podemos desafiarlos, transformándolos en oportunidades para el crecimiento y la expansión personal. Al adoptar una mentalidad positiva y cultivar la fe en algo más grande que nosotros mismos, podemos abrirnos a un mundo de posibilidades infinitas.

En el ocaso de que la próxima vez te encuentres atrapado en el laberinto de los pensamientos negativos, recuerda que tienes el poder de cambiar tu realidad. Con cada pensamiento positivo, estás sembrando las semillas de tu propio lugar paradisiaco, un lugar donde la luz siempre brillará sobre la oscuridad. Confía en el proceso, cree en ti mismo y deja que tu mente sea el arquitecto de tu destino al aplicar el poder de pensar positivo.

Capítulo 4

El poder de pensar positivo

La vida está llena de incertidumbre y desafíos, el pensamiento positivo se iza como un estandarte transformador de nuestras vidas. Algo filosófico que va más allá de la enseñanza de ver el vaso medio lleno en lugar de medio vacío. Implica cultivar una mentalidad optimista y proactiva que influye en todas las áreas de nuestra existencia: En este capítulo, veremos a profundidad el poder del pensamiento positivo y cómo este de maneras sorprendente puede moldear nuestro destino.

Exploraremos en detalle cómo el pensamiento positivo no es solo una actitud, sino una herramienta poderosa que puede transformar vidas, mejorar la salud, fortalecer relaciones y abrir puertas hacia la felicidad y el éxito, que debe estar lleno de afirmaciones positivas.

Antes de profundizar en el poder de las afirmaciones positivas, es importante comprender la influencia dañina que tienen los pensamientos negativos en nuestro bienestar. Estos pensamientos destructivos a menudo surgen del miedo, la inseguridad, las experiencias dolorosas del pasado o los sesgos cognitivos negativos.

Algunas de las formas en que los pensamientos negativos pueden afectar tu vida incluyen:

• Generan estrés, ansiedad y depresión. Dañan tu autoestima y confianza
• Limitan tus creencias sobre lo que eres capaz de lograr.
• Crean patrones negativos de comportamiento y hábitos poco saludables.
• Sabotean tus esfuerzos y dificultan lograr tus metas.
• Afectan tus relaciones interpersonales al proyectar una actitud negativa.
• Aumentan el riesgo de problemas de salud como enfermedades cardíacas, problemas digestivos, etc.

Los pensamientos negativos son como un círculo vicioso que se retroalimenta a sí mismo. Entre más pensamientos negativos tengas, más evidencia "encontrarás" para reforzarlos, atrapándote en un patrón mental destructivo.

Afortunadamente, el poder de las afirmaciones positivas nos brinda una manera de romper este ciclo e introducir pensamientos nuevos, optimistas y beneficiosos en nuestro diálogo interno.

Imagina a dos personas enfrentando la misma situación desafiante: perder su empleo. Una de ellas se sumerge en la desesperación y el pesimismo, convenciéndose de que nunca encontrará otro trabajo. La otra persona elige adoptar una mentalidad positiva, viendo la situación como una oportunidad para crecer y encontrar algo mejor. ¿Quién crees que tendrá más éxito en la búsqueda de empleo? El poder del pensamiento positivo radica en su capacidad para abrir puertas y generar nuevas oportunidades, incluso en medio de la adversidad.

El pensamiento positivo acostumbra a ir más allá de meramente sostener una sonrisa o rezar afirmaciones vacías. Yendo más allá, nos insta a cultivar una mentalidad proactiva y optimista, incluso en evidencia de desafíos insuperables. Al adoptar una actitud positiva, abrimos la puerta a una serie de beneficios que pueden transformar todos los aspectos de nuestra vida.

Innumerables estudios científicos dan su respaldo a la idea de que el pensamiento positivo tiene vínculos estrechos con la mejoría mental y la salud física. Los optimistas tienden a desarrollar un sistema inmune más fuerte, niveles de estrés más bajo y una longevidad más extensa. Además, el optimismo está vinculado a una recuperación más rápida de enfermedades y lesiones. Esto en virtud de que el estrés crónico, más frecuente entre los pesimistas, podría tener como consecuencia efectos negativos en el cuerpo, entre trastornos digestivos hasta enfermedades cardíacas. De igual manera, el pensamiento positivo está vinculado con un menor riesgo de ansiedad, enfermedades y depresión.

Dentro de la interacción con los demás, el pensamiento positivo juega un papel muy importante. Las personas que destellan energía positiva habitualmente son más atractivas socialmente, ya que su optimismo y confianza atraen a otros hacia ellas. Por otro lado, el optimismo estimula la compasión y la empatía, al fortalecer las relaciones y promover un apoyo mutuo y un importantísimo sentido de comunidad.

Las personas que propagan energía positiva tienden a ser más atractivas y carismáticas, lo que les permite desarrollar relaciones duraderas y más sólidas. Por lo tanto, si adoptamos una actitud positiva, tendremos la oportunidad de inspirar y motivar a personas de nuestro entorno creando así un ciclo de optimismo.

Ejemplos de Vidas Positivas

Helen Keller

A pesar de quedar ciega y sorda a una edad temprana, Helen Keller se convirtió en un ejemplo inspirador de cómo el pensamiento positivo puede superar incluso las circunstancias más desafiantes. Con la ayuda de su maestra, Anne Sullivan, Keller aprendió a comunicarse a través del lenguaje de signos y se convirtió en una autora, activista y oradora destacada.

Stephen Hawking

A pesar de enfrentar una enfermedad debilitante que lo dejó casi completamente paralizado, Stephen Hawking mantuvo una actitud positiva y continuó realizando importantes contribuciones al campo de la física teórica. Su determinación y optimismo lo convirtieron en un ícono mundial de perseverancia y superación.

Existen innumerables ejemplos de individuos que han transformado sus vidas a través del poder del pensamiento positivo. Desde figuras históricas como Mahatma Gandhi y Nelson Mandela hasta personas comunes que han superado adversidades insuperables, como Nick Vujicic, cuya falta de extremidades no lo ha detenido para inspirar a millones de personas en todo el mundo. Estos ejemplos nos muestran que no importa cuán sombrío parezca el panorama, siempre hay una oportunidad para el crecimiento y la superación.

Confrontar la negatividad pudiera ser tedioso y desafiante, pero con la mentalidad idónea, podremos superar los obstáculos más grandes. A continuación, veremos algunos ejemplos practicos de como cultivar pensamientos positivos:

Practica la gratitud: **Toma un momento cada día para reflexionar sobre las cosas por las que estás agradecido. Reconocer las bendiciones en tu vida te ayudará a mantener una perspectiva positiva, incluso en momentos difíciles.**

Encuentra el lado bueno: **En cada situación, hay algo positivo que podemos extraer. En lugar de enfocarte en lo negativo, busca** activamente el aspecto positivo y aprende de cada experiencia.

Rodéate de personas positivas: El entorno en el que nos encontramos puede tener un impacto significativo en nuestro estado de ánimo. Busca la compañía de personas optimistas y motivadas que te inspiren a alcanzar tus metas y sueños.

Practica la autorreflexión: Tómate el tiempo para examinar tus pensamientos y emociones. Identifica cualquier patrón de pensamiento negativo y trabaja en reemplazarlo con pensamientos positivos y constructivos.

El Impacto en Todos los Aspectos de la Vida

En el Dinero: Las personas con una mentalidad positiva tienden a ser más proactivas en la búsqueda de oportunidades financieras y son más propensas a tomar decisiones financieras prudentes y a largo plazo.

En la Salud: El pensamiento positivo está asociado con una mejor salud física y mental, lo que se traduce en una mayor calidad de vida y una menor incidencia de enfermedades crónicas.

En las Relaciones: La actitud positiva fomenta relaciones más saludables y satisfactorias, basadas en la confianza, el apoyo mutuo y la empatía.

En la Felicidad: El optimismo es un predictor clave de la felicidad y el bienestar general. Al adoptar una mentalidad positiva, podemos experimentar una mayor alegría y satisfacción en nuestras vidas diarias.

En las Interacciones con el Mundo: Emitir energía positiva tiene un efecto magnético, atrayendo personas y oportunidades que reflejan esa misma positividad. Al cultivar una mentalidad optimista, podemos crear un ciclo virtuoso de bienestar y éxito.

La influencia de los pensamientos positivos, en muchos aspectos de nuestra vida es de mucho beneficio ya que abarca también para incentivar nuestras relaciones sociales, salud mental y física, incluida nuestra situación financiera, nuestras interacciones con el mundo en general y nuestra felicidad.

Al adoptar una mentalidad positiva, por inercia atraemos cosas positivas hacia nosotros. Actuando como un imán al atraer oportunidades, relaciones y experiencias enriquecedoras de nuestra vida que nos ayudarán a alcanzar nuestro potencial al máximo.

En conclusión, el poder de pensar positivo es irrefutable. Desde mejorar nuestra salud y nuestras relaciones hasta aumentar la felicidad y el éxito en todas las áreas de la vida, obteniendo así de forma extraordinaria la fuerza transformadora del optimismo para moldear nuestro destino.

Cuando enfrentamos con determinación la negatividad abrazados de la positividad vamos a poder desbloquear nuestro potencial máximo y vivir una vida satisfactoriamente y plena.

Recuerda que cada persona y situación son diferentes, y lo que funciona para algunos puede no funcionar para otro. Es importante encontrar las estrategias que se ajusten mejor a tu situación y estilo de vida. La adversidad puede ser un desafío, pero también puede ser una oportunidad para crecer, aprender y fortalecerte.

Capítulo 5

El positivismo tóxico

La interpretación excesiva y problemática del pensamiento positivo es un referente lineal de lo que se conoce como positivismo tóxico. El pensamiento positivo en sí mismo es una actitud constructiva que busca enfocarse en los aspectos favorables de la vida y promover una mentalidad optimista. No obstante, el positivismo tóxico arrastra este enfoque al extremo, ignorando o negando por completo las experiencias y emociones negativas.

El positivismo tóxico es muy problemático, ya que puede generar presión y culpabilidad en las personas que atraviesan situaciones desafiantes y están sufriendo dificultades emocionales. Se les dice que deben "ser positivos" en todo momento y que cualquier sentimiento negativo es una señal de debilidad o falta de esfuerzo. Esto podría ocultar problemas adyacentes y a negar cualquier emoción legitima.

Asimismo, el positivismo tóxico es una fuente que fomenta una cultura de invalidación emocional, orilla a las personas a desarrollar un sentimiento de culpa al expresar sus dificultades o preocupaciones. Creando al mismo tiempo expectativas falsas y poco realistas, ya que se espera que las personas se mantengan en una actitud positiva constante, incluso cuando están sufriendo momentos adversos.

Es importante reconocer que todas las emociones, tanto positivas como negativas, son parte natural de la experiencia humana. Es importante reconocer que no es una táctica para negar los aspectos si no de encontrar un equilibrio entre reconocer los desafíos y en lo posible, mantenerse con una perspectiva positiva.

Ejemplos de positivismo tóxico incluyen:

1.- Negación de emociones: La creencia de que expresar tristeza o enojo es una muestra de debilidad, lo que lleva a la represión emocional y a la falta de empatía hacia las experiencias emocionales complejas.

2.- Culpar a la víctima: Cuando se sostiene que las personas que atraviesan dificultades solo necesitan cambiar su actitud y que cualquier problema que enfrenten es completamente responsabilidad suya.

3.- Minimizar desafíos reales: Reducir problemas significativos a simples desafíos positivos, como afirmar que la pérdida de empleo es una oportunidad para un nuevo comienzo sin reconocer las dificultades asociadas.

4.- El consejo de alguien a que dejes de sufrir: Escuchar a amigos o a personas casi a obligarte a pasar la página sin sufrir el proceso es dañino y muy tóxico con la frase excusa de: "Si yo pude lograrlo tú también"

Para superar el positivismo tóxico, es crucial adoptar una mentalidad realista y equilibrada:

1.- Practicar la aceptación emocional: Reconoce y acepta tus emociones, tanto positivas como negativas, como parte integral de la experiencia humana.

2.- Cultivar la resiliencia: Desarrolla la capacidad de afrontar los desafíos sin ignorar las dificultades reales, aprendiendo de las experiencias adversas y adaptándote positivamente.

3.- Fomentar la autenticidad: Sé honesto contigo mismo y con los demás sobre tus emociones y desafíos, creando un espacio para la vulnerabilidad y la conexión genuina.

4.- Establecer límites saludables: Reconoce cuando el pensamiento positivo se vuelve tóxico y establece límites para no permitir que la presión externa invalide tus experiencias y emociones legítimas.

5.- Permítete sentir: Reconoce y valida tus emociones negativas en lugar de ignorarlas o tratar de reemplazarlas con pensamientos positivos. Acepta que todos experimentamos una gama completa de emociones, tanto positivas como negativas, y que es normal tener momentos difíciles.

6.- Equilibra tus pensamientos: En lugar de adoptar un enfoque extremo de pensamiento positivo en todas las situaciones, busca un equilibrio realista. Reconoce tanto los aspectos positivos como los negativos de una situación y trata de encontrar una perspectiva más objetiva.

7.- Busca apoyo emocional: Hablar con amigos cercanos, familiares o un profesional de la salud mental puede ayudarte a procesar tus emociones y pensamientos de manera más saludable. Compartir tus preocupaciones y obtener diferentes perspectivas puede ser útil para evitar caer en el pensamiento positivo tóxico.

La afirmación de que "negar el fracaso es un fracaso en sí mismo" pone de manifiesto el problema de la positividad tóxica o el exceso de optimismo. Este enfoque implica adoptar una postura de falsa positividad, promoviendo una visión demasiado generalizada de felicidad y optimismo independientemente de las circunstancias.

Como resultado, se tienden a reprimir o ignorar las emociones consideradas "negativas" o desagradables. La positividad tóxica puede llevar a la presión de estar siempre alegre y evitar enfrentar las emociones más difíciles. Esto, a su vez, puede provocar una desconexión con la realidad, ya que las emociones humanas son complejas y no siempre positivas.

Cuando se descartan las emociones negativas, se pierde la oportunidad de aprender de los fracasos y desafíos, lo cual es esencial para el crecimiento personal.

Al obligarnos a mostrar solo una actitud positiva, podemos bloquear nuestra capacidad de procesar y manejar las emociones de manera saludable. Las emociones negativas, como la tristeza o la frustración, también son importantes para entender nuestras experiencias y relaciones con los demás.

Ignorar estos sentimientos puede llevar a una acumulación de estrés y emociones reprimidas, afectando negativamente nuestra salud mental. Por lo tanto, es fundamental reconocer y aceptar todas nuestras emociones, tanto positivas como negativas.

Esto nos permite vivir de manera más auténtica y encontrar un equilibrio emocional. En lugar de evitar los sentimientos difíciles, deberíamos aprender a gestionarlos y utilizarlos como oportunidades de crecimiento personal. Así, podemos cultivar una actitud más saludable y realista hacia la vida.

La clave es encontrar un equilibrio entre el optimismo saludable y el realismo, reconociendo que es normal experimentar una variedad de emociones en respuesta a las complejidades de la vida.

Recuerda que el objetivo no es eliminar por completo el pensamiento positivo, sino encontrar un equilibrio saludable y realista entre las emociones positivas y negativas.

En resumen, el positivismo tóxico es una interpretación extrema del pensamiento positivo que puede generar presión, negación de emociones legítimas y expectativas poco realistas. Es importante fomentar un enfoque equilibrado que permita a las personas reconocer y abordar tanto las experiencias positivas como las negativas en sus vidas.

Capítulo 6

El arte de fluir con la vida

El arte de fluir con la vida es una habilidad fundamental que nos da la oportunidad de transitar por la vida de manera plena y satisfactoria. Permitiendo dejar atrás el pasado, expandirse a lo nuevo para vivirlo sin juicios, con aceptación y responsabilidad. Esta habilidad nos ayuda a liberarnos de las ataduras del ego para conectarnos en la corriente vital que vemos fluir incansablemente por todo nuestro entorno.

Fluir con la vida es la habilidad de disfrutar el momento presente sin juicios, con paz, aceptación y responsabilidad. Es el arte de confiar en la inteligencia divina que se encarga de organizar todo cuanto existe.

Presta atención diligentemente al cauce del río. Sus aguas avanzan sin descanso, adaptándose con fluidez a cada rincón, velocidad, a cada obstáculo rocoso en su camino. Nada lo detiene, nada lo frena. Simplemente se deja llevar por la inclinación del terreno y la fuerza de gravedad. Así mismo, el arte de fluir con la vida nos insta a movernos con soltura por en medio de las circunstancias, admitiendo la fluidez natural de los acaecimientos sin oponer resistencia.

Así como el río no se aferra a las orillas, ni lucha contra las rocas, ni retrocede ante los obstáculos, debemos soltarnos de las garras del pasado, soltar aquello que ya no nos sirve y con los brazos extendidos recibir todo lo que el aquí y ahora nos ofrece. Fluir con la vida es la capacidad de adaptarnos con alegría a los cambios, para poder deslizarnos sobre las olas de la incertidumbre sin perder el equilibrio.

Somos como hojas que caen de los árboles, arrastradas por el viento hacia un futuro desconocido. Sin oponer resistencia debemos permitirle al flujo de la vida que nos lleve por doquiera que haya que llevarnos, sin resistirnos. Al entregarnos por completo al curso natural de las circunstancias, abrazando esta verdad, descubriremos a través de la aceptación una libertad escondida.

Es muy usual aferrarse a las experiencias pasadas, a las ideas preconcebidas que nos hemos adjudicado sobre nosotros mismos y sobre el mundo. Nos aferramos a nuestros propios juicios y perjuicios, dando por sentado que se tiene el control sobre lo que acontece. Pero la vida es mucho más grande que cualquier visión limitada que podamos tener. Son cambios en el constante fluir y transformaciones que nos desafían a confiar en el proceso, a responsabilizarnos de cualquier elección tomada, sin buscar a quien culpar por lo que nos ocurre.

Cuando fluimos con la vida, cuando nos rendimos a su corriente sin miedo, nos liberamos de las cargas del pasado y nos abrimos a la infinita posibilidad del presente. Ya no somos hojas atrapadas en las ramas, sino hojas que bailan al compás del viento, dejándose llevar hacia nuevos horizontes. Es en este estado de entrega y aceptación donde encontramos la verdadera sabiduría, la auténtica felicidad y la profunda conexión con nosotros mismos y con todo lo que nos rodea.

El río que fluye sin detenerse es la metáfora perfecta para comprender el arte de fluir con la vida. Así como las aguas corren incansablemente hacia el mar, así también nosotros debemos avanzar sin mirar atrás, dejando que el presente nos guíe hacia nuestro propio destino. Cada obstáculo que el río encuentra en su camino es sorteado con gracia y determinación, sin perder ni un ápice de su fuerza y su ímpetu.

De la misma manera, cuando nos enfrentamos a los desafíos de la vida, debemos aprender a adaptarnos y a encontrar la forma de superarlos sin quedarnos atrapados en ellos.

Ser como el río es entender que nada es permanente, que todo fluye y que, por lo tanto, nada merece que nos aferremos a ello con desesperación. Así como el agua se desliza sobre las piedras, nosotros debemos deslizarnos sobre los problemas, sin que estos logren detenernos o desviarnos de nuestro curso.

La hoja que se desprende del árbol y se deja llevar por el viento es otra imagen poderosa del arte de fluir con la vida. Una vez que ha cumplido su ciclo en la rama, la hoja se entrega sin miedo al proceso de transformación, confiando en que el viento la llevará a donde deba ir. No se aferra a la rama, ni intenta retrasar su caída. Simplemente se suelta y se deja llevar, sabiendo que su destino está en manos de fuerzas más grandes que ella misma.

Soltarnos de nuestros apegos, de nuestras expectativas y de nuestros deseos de control es la esencia del arte de fluir con la vida, para entregarnos confiadamente al flujo de la existencia. Al igual que la hoja que se desprende del árbol se abandona al viento, nosotros debemos abrazar la incertidumbre con valentía, a sabiendas que, no podemos percibir un futuro promisorio, podemos confiar en que la danza del viento nos llevará al lugar exacto donde debemos estar.

Fluir con la vida no significa ser pasivo o renunciar a nuestras responsabilidades. Por el contrario, es un acto de valentía y de compromiso que nos exige estar plenamente presentes en cada momento. Al dejar ir el pasado y nos abrimos al presente, nos convertimos en agentes activos de nuestro propio destino, tomando decisiones conscientes y asumiendo la total responsabilidad por nuestras acciones.

Ser como el río que fluye o la hoja que se deja llevar por el viento no implica carecer de objetivos o de intencionalidad. Simplemente significa que aprendemos a navegar las aguas turbulentas de la vida sin quedar atrapados en ellas, adaptándonos con fluidez a los cambios y enfrentando los desafíos con ecuanimidad y determinación.

Al fluir con la vida, nos liberamos de la carga de los juicios y los apegos. Ya no nos definimos por nuestras experiencias pasadas ni nos limitamos por las ideas preconcebidas que hemos construido sobre nosotros mismos. En su lugar, nos abrimos a la infinita posibilidad del presente, donde todo está por descubrirse y todo es susceptible de transformación.

Esta actitud de aceptación y entrega no implica pasividad, sino una profunda responsabilidad consigo mismo y con el mundo. Cuando fluimos con la vida, nos convertimos en colaboradores activos del proceso de la existencia, co-creando nuestro futuro a través de nuestras elecciones y nuestras acciones. Somos hojas que bailan con el viento, pero también somos agentes que deciden cómo y hacia dónde quieren ser llevados.

Fluir con la vida es un arte, es un camino de sabiduría y conexión profunda con nuestro interior y con todo lo que está a nuestro alrededor. Es aprender a confiar, a soltar y a abrazar la inseguridad como una oportunidad de transformación y de crecimiento. Es asemejarnos al río caudaloso que avanza por valles y praderas sin mirar atrás, o al igual que la hoja que se entrega al viento, sabiendo que nuestra destino y meta están a merced de una fuerza genuina mucho más grande que nosotros mismos.

No va a ser fácil fluir con la vida, es laborioso, pero no imposible. Porque nuestra mente está acostumbrada al control y a la seguridad que se resiste a soltar el pasado y a emprender en lo desconocido.

Estamos aferrados a nuestras costumbres y creencias, a nuestras heridas y expectativas, creyendo que así vamos a poder evitar el dolor del sufrimiento. Al actuar de esta forma estamos condenados a una existencia limitada llena de insatisfacciones y mucha frustración.

Dentro del aprendizaje de fluir con la vida incluye un proceso de transformación interior y desapego. Debemos tener una disposición genuina a soltar aquello que ya no sirve, a olvidar las historias que hemos construido de nosotros mismos y sobre lo que nos rodea. Ahí será cuando alcancemos la apertura a la infinita posibilidad de vivir el presente, permitiendo que la magia de la existencia nos enseñe y nos sorprenda con nuevas formas de ser y estar.

Los desafíos, no eximen a este camino de fluir con la vida. Están presente en miedos, resistencias y momentos de incertidumbre que querrán certificar nuestra determinación de logro. Es aquí, en este preciso instante que debemos recordar la parábola del río y la hoja del árbol: Adaptarnos con flexibilidad a los cambios, confiar en el proceso y erguirse con firmeza en nuestro propósito con la vida.

Porque fluir con la vida no es sinónimo de pasividad o de resignación. Por el contrario, es un acto de valentía y de confianza que nos lleva a asumir la responsabilidad de nuestras elecciones y a crear nuestro propio destino. Somos hojas que bailan con el viento, pero también somos capitanes de nuestro barco, decidiendo hacia dónde queremos ir y cómo queremos llegar.

En el arte de fluir con la vida, encontramos la libertad, la sabiduría y la conexión profunda que tanto anhelamos. Nos deshacemos de nuestros apegos y juicios para entregarnos con confianza al fluir hermoso de la existencia a sabiendas que nuestro final será exactamente donde debemos estar. Transformación y crecimiento hallaremos en este camino, que nos llevará a descubrir nuestra verdadera esencia, a vivir con autenticidad y a descubrir la felicidad en el simple hecho de existir.

El arte de fluir con la vida tiene una constante invitación a dejar por un lado el control y confiar en el proceso.

Para poder aprender a dejar ir, soltar aquello que ya no sirve y abrirnos a lo nuevo, a lo inexplorado, a lo que se encamina en nuestro rumbo. Igual que el río que avanza y no se detiene.

Cuando fluimos, nos convertimos en hojas que se dejan llevar por el viento, en gotas de agua que se funden con el río. Nos disolvemos en el gran océano de la existencia, abandonando la ilusión de ser islas separadas. Nos fundimos con el Todo, experimentando una sensación de unidad y de pertenencia que trasciende los límites del yo.

Al liberarnos de las cargas de los juicios y los apegos empezamos a fluir con la vida. Dejamos de definirnos por las experiencias pasadas y dejamos de limitarnos por las ideas preconcebidas que hemos edificado en nuestro interior. En su lugar, tenemos una apertura extensa hacia la posibilidad del presente, donde todo está susceptible a la transformación y a ser descubierto.

Esta actitud de entrega y aceptación no implica inactividad, sino una insondable responsabilidad con uno mismo y con la sociedad. Cuando fluimos con la vida, nos convertimos en colaboradores activos del proceso de la existencia, co-creando nuestro futuro a través de nuestras elecciones y nuestras acciones. Bailamos con el viento del destino, pero también estamos atentos y vigilantes para decidir hacia dónde queremos ser llevados.

En conclusión: El arte de fluir con la vida es la habilidad de soltar el pasado, abrirse al presente y entregarse confiadamente al curso de la existencia. Es aprender a ser como el río y la hoja, adaptándose flexiblemente a los cambios y creando nuestro destino a través de elecciones conscientes. Es el camino hacia la libertad, la sabiduría y la conexión profunda.

Capítulo 7

El error de ver la vida desde el filtro de las redes sociales

La imagen idealizada y casi perfecta que presentan las redes sociales han venido a ser un gran problema en la vida, creando una percepción torcida y distorsionada de la realidad. La mayoría, si no es que todos los usuarios tienden a publicar solo los mejores momentos, logros más destacados y los viajes más impresionantes, dejando por un lado las dificultades cotidianas a la que se enfrenta la vida

El error de ver la vida desde el filtro de las redes sociales es una trampa en la que muchos caen sin siquiera darse cuenta. En la era digital, donde la tecnología nos conecta con el mundo de maneras nunca imaginadas, las redes sociales se han convertido en una ventana a las vidas de los demás. Sin embargo, esta ventana suele estar adornada con filtros, retoques y una cuidadosa selección de momentos, creando una ilusión de perfección que dista mucho de la realidad.

En el mundo virtual de las redes sociales, todo parece brillante, hermoso y emocionante. Las personas comparten sus mejores momentos, sus logros más destacados y sus experiencias más memorables. Las fotos están cuidadosamente editadas para resaltar lo mejor de cada situación, mientras que los estados y publicaciones son meticulosamente redactados para transmitir una imagen de éxito y felicidad. Es fácil caer en la trampa de comparar nuestras propias vidas con estas representaciones idealizadas, lo que puede llevar a sentimientos de insuficiencia, envidia y descontento.

A consecuencia de esta tendencia, solemos pasar por desapercibido un punto muy importante, lo que vemos en las redes sociales es solo una pequeña parte de la realidad. Detrás de cada foto perfectamente compuesta hay una historia completa, con sus altibajos, sus momentos difíciles y sus desafíos. A pesar de ello, esta perspectiva de la vida en redes sociales se muestra muy esporádico, ya que no se acoplan con la crónica de perfección que muchos pretenden exhibir.

Cuando incidimos en el error de ver la vida a través del filtro de las redes sociales nos aleja de apreciar verdaderamente la belleza de la vida. Nos hace creer que la felicidad y el éxito son constantes, que nunca experimentaremos fracasos o dificultades, y que nuestra valoración como seres humanos es determinada por los "likes" que obtenemos en las historias que compartimos. Esta mentalidad torcida acarrea graves consecuencias para nuestro bienestar emocional y nuestra salud mental.

Se corre el riesgo de concebir una percepción distorsionada y turbia de nosotros mismos, al comparar nuestras vidas con las imágenes editadas y filtradas que vemos en las redes sociales. Nos sentimos presionados por alcanzar estándares irreales de belleza, éxito y felicidad, lo que es muy posiblemente nos pueda generar baja auto estima, "la depre" y ansiedad. Por lo tanto, al enfocarnos en el semblante exterior de la vida, podemos pasar por desapercibido lo que realmente importa: el crecimiento personal, la búsqueda de la autenticidad y las conexiones humanas.

No hay que olvidar que las redes sociales son solo una herramienta, de tal manera que pudieran ser utilizadas de maneras diferentes. No todo es malo, podemos elegir conscientemente filtrar el contenido que consumimos, usando aquellos que nos inspiran, nos informan y nos conectan con otros de manera significativa.

Nos debemos concientizar de las formas en las que presentamos nuestras vidas en redes sociales, aplicando la honestidad y autenticidad en lugar de fingir nuestra realidad bajo una fachada de perfección.

Cuando reconocemos que ver la vida desde el filtro de las redes sociales es un error, nos desencadenamos de las expectativas irreales y apreciamos más lo hermoso de la vida en todas sus formas. Al comprender más nuestra realidad podemos ver la de los demás, descubriendo la felicidad de cada día incluso si este se tornara imperfecto. A fin de cuentas, debemos entender que la verdadera riqueza de la vida no se mide por la abundancia de seguidores o likes, sino en el amor que compartimos al igual que las conexiones genuinas.

El impacto en las nuevas generaciones: Para los jóvenes de hoy en día, las redes sociales se han convertido en una ventana al mundo, donde constantemente se comparan con las vidas aparentemente perfectas de sus pares. Esta exposición constante a imágenes idealizadas puede generar sentimientos de insuficiencia y una comparación errónea constante.

"Veo a mis amigos en Instagram y siento que nunca seré tan exitoso, viajero o feliz como ellos. Es como si mi vida no fuera suficiente", comenta Sara, una estudiante de secundaria.

Este tipo de pensamientos puede tener graves consecuencias para la salud mental de los adolescentes, llevándolos a experimentar ansiedad, depresión y baja autoestima.

El peligro del ciberacoso

Además de la comparación constante que existe en las redes sociales, estas llegan a convertirse en un campo fértil para el ciberacoso. Burlas, comentarios negativos y el acoso suelen ser devastadores e impactar fuertemente la vida de los jóvenes.

"Recibí tantos mensajes de odio después de publicar una foto sin filtro que decidí dejar de publicar por completo.

Es horrible sentir que no eres lo suficientemente bueno para ser visto en la red", comenta Javier, un adolescente.

El ciberacoso puede llevar a problemas de salud mental, aislamiento social y en casos extremos intentos de suicidio. Es crucial abordar este problema y educar a los jóvenes sobre cómo manejar y evitar ser víctimas de este tipo de acoso.

La vergüenza de publicar sin filtros

La percepción distorsionada de la realidad presentadas en las redes sociales es muy lamentable que ha llegado incluso hasta los adultos, haciéndolos sentir avergonzados de publicar sus fotografías de sí mismos sin filtrarlas con anterioridad.

"Siento que, si publico una foto mía sin filtro, todo el mundo va a pensar que me veo horrible. Prefiero usar algún filtro o editar la imagen para que se vea mejor", confiesa María, una mujer de 35 años.

Este comportamiento es un claro reflejo de la gigantesca presión que desempeñan las redes sociales sobre la manera en que nos apreciamos a nosotros mismos. La urgencia de encajar en un estándar de perfección y belleza que dictaminan las plataformas digitales pueden ser asfixiantes, especialmente para los jóvenes.

La dismorfia corporal y la cirugía estética

Desafortunadamente, el golpe emocional de las redes sociales ha llegado a extremos que algunos adolescentes, hombres y mujeres han manifestado su interés por someterse a cirugías estéticas para poder alcanzar el parecido a la imagen filtrada de sí mismos.

"Cuando me veo en las fotos con filtros, me siento tan bonita y perfecta. Luego me miro al espejo y me siento horrible.

Estoy pensando en hacerme una cirugía de nariz para que se vea igual que en mis selfies", confiesa Sofía, una estudiante de 17 años.

Este fenómeno se conoce como dismorfia corporal, un trastorno en el que las personas desarrollan una percepción distorsionada de su apariencia física. Expertos en el campo de la psicología y la salud mental advierten sobre los peligros de este problema, ya que puede llevar a problemas de autoestima, ansiedad y depresión.

Opiniones de expertos

Las redes sociales han desarrollado una realidad equidistante que no refleja la realidad de la vida. Los jóvenes están expuestos ininterrumpidamente a este tipo de imágenes y de vidas que parecen perfectas, pero no son más que una ilusión. Esto puede tener un impacto devastador en su salud mental y su desarrollo personal según opina la psicóloga Lucía Gómez.

Por su parte, el sociólogo Javier Ruiz señala que "el problema va más allá de las redes sociales. Es un reflejo de una sociedad que valora cada vez más la apariencia y el éxito superficial. Debemos educar a las nuevas generaciones sobre la importancia de la autoaceptación y el valor más allá de lo físico".

Los psicólogos expertos en el tema coinciden en la necesidad de abordar esta problemática de manera integral, con un enfoque en la educación, el apoyo emocional y la creación de entornos saludables, tanto en línea como fuera de ella.

Ahora bien, desde una perspectiva clínica y psicológica, La Psiquiatra y terapeuta Marian Rojas Estapé aborda el tema del error de ver la vida desde el filtro de las redes sociales con una mirada crítica y comprensiva.

Reconoce que las redes sociales pueden tener un impacto significativo en la salud mental y el bienestar emocional de las personas, especialmente cuando se utilizan como una medida de autoevaluación y comparación con los demás.

Rojas Estapé señala que las redes sociales pueden promover una percepción distorsionada de la realidad, ya que las personas tienden a presentar una versión idealizada de sus vidas en línea.

Esta representación selectiva de momentos positivos puede generar sentimientos de insuficiencia en quienes las observan, alimentando la comparación constante y la búsqueda incesante de validación externa.

Desde su experiencia como psicóloga clínica, Rojas Estapé advierte sobre los riesgos de basar la autoestima en la cantidad de likes o seguidores en las redes sociales. Este enfoque puede conducir a una búsqueda desesperada de aprobación externa y una sensación de vacío interior cuando las expectativas no se cumplen.

Además, resalta el impacto negativo en la salud mental que puede surgir de la exposición excesiva a imágenes y mensajes idealizados en las redes sociales, como la ansiedad, la depresión y la baja autoestima.

Sin embargo, Rojas Estapé también reconoce el potencial positivo de las redes sociales para la conexión social y el apoyo emocional. En este sentido, enfatiza la importancia de utilizarlas de manera consciente y equilibrada, estableciendo límites saludables en su uso y priorizando las relaciones personales fuera del ámbito digital.

Impacto en la salud mental

La constante exposición a imágenes inventadas en las redes sociales podría tener un impacto significativo en la salud mental de las personas, especialmente en los jóvenes.

"Cuando los adolescentes ven a sus compañeros publicando fotos perfectas en Instagram o TikTok, pueden sentir que su propia vida no es lo suficientemente interesante o valiosa. Esto puede llevar a la aparición de sentimientos de inseguridad, baja autoestima y depresión", explica la psicóloga clínica, Sofía Martínez.

Además, el ciberacoso y los comentarios negativos en las redes sociales pueden tener un efecto devastador en la salud mental de los usuarios. "Los jóvenes que son víctimas de acoso en línea pueden experimentar ansiedad, estrés y, en casos extremos, incluso pensamientos suicidas.

Es fundamental que trabajemos en prevenir y abordar este problema de manera urgente", advierte el psicólogo experto en adolescencia, Javier Gómez.

Este trastorno que se ha visto exacerbado por la desinformación de las redes sociales, se le conoce como dismorfia corporal. Un buen número de personas crean en sí mismas una percepción retorcida de su aspecto físico, creyendo que no se ajustan a los estándares de belleza impuestos por las plataformas digitales. Esto puede llevarlos a considerar procedimientos quirúrgicos, lo cual puede tener graves consecuencias en su salud mental y física", señala la psiquiatra, Lucía Fernández.

Estrategias de afrontamiento

María Gómez, experta educadora digital afirma que: es crucial desarrollar estrategias efectivas para que los jóvenes puedan enfrentar los desafíos que se encuentran en las redes sociales. María Gómez agrega que es muy importante enseñarles a las personas desde una edad temprana, a consumir y producir contenido en línea más crítica y saludable.

De igual forma, es muy importante impulsar la aceptación personal y la autoestima. Los jóvenes necesitan aprender a valorarse por quienes son, más allá de la apariencia física o los logros que puedan mostrar en las redes sociales. Esto será de gran ayuda para que se puedan formar una imagen más realista de ellos mismos, explica la psicóloga Sofía Martínez.

Por último, es fundamental crear espacios de apoyo y acompañamiento. "Tanto en el ámbito familiar como escolar, debemos generar entornos donde los jóvenes puedan expresar sus preocupaciones y recibir ayuda para manejar los desafíos que enfrentan en el mundo digital", sostiene el experto en salud mental, Javier Gómez.

La Dra. Rojas Estapé sugiere varias estrategias para contrarrestar los efectos negativos de las redes sociales. En primer lugar, recomienda ser consciente del tiempo dedicado a estas plataformas y establecer límites saludables en su uso. Esto implica fijar horarios específicos para revisar las redes sociales y evitar la tentación de chequearlas de forma compulsiva.

Además, sugiere cultivar una actitud crítica hacia el contenido que se consume en las redes sociales, recordando que muchas veces se trata de representaciones idealizadas de la realidad. Fomentar una mentalidad de gratitud y aceptación hacia la propia vida, reconociendo y valorando los momentos cotidianos y las relaciones personales fuera del mundo digital, también es fundamental.

La Dra. Marian recomienda priorizar la calidad de interacciones sobre la cantidad de interacciones en línea, conectando de manera auténtica con otros y buscando comunidades virtuales que promuevan crecimiento personal y apoyo emocional. Ella misma destaca la importancia de cultivar una sólida autoestima basada en el autoconocimiento y la aceptación de uno mismo, en lugar de buscar validación externa a través de las redes sociales.

Sin embargo, Rojas Estapé también reconoce el potencial positivo de las redes sociales para la conexión social y el apoyo emocional.

En este sentido, enfatiza la importancia de utilizarlas de manera consciente y equilibrada, estableciendo límites saludables en su uso y priorizando las relaciones personales fuera del ámbito digital.

Para evitar caer en la trampa de las redes sociales, aquí tienes algunos consejos:

Conciencia: Reconoce que las redes sociales a menudo presentan una versión idealizada de la vida. No todo lo que ves es una representación precisa de la realidad.

Límites: Establece límites de tiempo para el uso de las redes sociales. Usa aplicaciones o funciones del teléfono para monitorear y limitar tu tiempo en línea.

Contenido auténtico: Sigue cuentas que promuevan la autenticidad y la positividad, en lugar de aquellas que te hacen sentir inadecuado o insatisfecho.

Interacciones reales: Prioriza las interacciones cara a cara y cultiva relaciones en la vida real.

Actividades significativas: Invierte tiempo en actividades que encuentres significativas y enriquecedoras fuera de las redes sociales.

Auto-reflexión: Reflexiona sobre cómo te sientes después de usar las redes sociales y ajusta tu uso en consecuencia.

Educación: Infórmate sobre cómo las redes sociales pueden afectar la salud mental y busca estrategias para manejar su impacto.

Recuerda que tú tienes el control sobre cómo y cuándo usas las redes sociales. Mantener un equilibrio saludable es clave.

En resumen. Las redes sociales han transformado la forma en que percibimos y vivimos nuestra vida. También pueden tener un impacto negativo, especialmente en las nuevas generaciones. Urge que, como sociedad, tratemos estos problemas de comparación, dismorfia corporal y el ciberacoso. Solo así podremos incentivar a nuestros jóvenes a cambiar sus perspectivas de la realidad para que tengan una percepción de ellos mismos realistas y saludable.

Capítulo 8

La ley de correspondencia: tu mundo reflejado

La Ley de Correspondencia es más que una simple teoría o idea abstracta. Es un principio fundamental que gobierna nuestra realidad y que puede ser utilizado de manera práctica para transformar nuestras vidas. Lejos de ser algo místico o esotérico, la Ley de Correspondencia es una ley natural que opera de manera constante, independientemente de si la conocemos o no.

Lo que es arriba es como lo que es abajo; y lo que es abajo es como lo que es arriba esto es postulado por La Ley de Correspondencia. Dicho de otra forma, los pensamientos, emociones y creencias internas se manifiestan externamente en nuestra realidad. Nuestro mundo exterior es un reflejo de nuestro mundo interior.

Esta ley implica que, si queremos cambiar nuestra realidad externa, debemos comenzar por transformar nuestros pensamientos, sentimientos y creencias internas. No podemos esperar a que el mundo cambie por sí solo; debemos ser agentes activos en la creación de nuestra propia experiencia de vida.

A medida que profundizamos en el entendimiento de cómo funciona realmente el universo, antiguas enseñanzas espirituales y filosóficas encuentran cada vez más respaldo en las modernas teorías científicas. Una de estas sabidurías eternas es el principio hermético de "como es adentro, es afuera" mejor conocido como la Ley de Correspondencia.

Esta ley establece que nuestro mundo exterior es un reflejo directo de nuestro estado interior de ser. En otras palabras, las circunstancias, relaciones y experiencias que atraemos a nuestra realidad son un espejo de nuestras creencias, emociones, pensamientos y vibraciones energéticas predominantes.

En este capítulo, exploraremos las bases científicas detrás de este principio fundamental a través de la física cuántica. Aprenderemos por qué no vemos el mundo objetivamente tal cual es, sino más bien como un reflejo de nuestro propio modo de ser. Y lo más importante, descubriremos valiosas herramientas para aplicar la Ley de Correspondencia y dar forma consciente a la vida que realmente anhelamos vivir.

Fundamentos Científicos: Física Cuántica

A mediados del siglo XX, los descubrimientos revolucionarios en el campo de la física cuántica sacudieron los antiguos paradigmas de cómo funciona la realidad a un nivel subatómico.

Contrario a la visión newtoniana de un universo como una vasta máquina compuesta por bloques de construcción separados e inertes, la nueva física cuántica reveló que todo en el cosmos está intrínsecamente interconectado e interrelacionado de maneras profundas e insospechadas.

Algunos de los principios clave de la física cuántica que respaldan la Ley de Correspondencia incluyen:

Principio de Incertidumbre

Este principio establece que es imposible conocer simultáneamente y con precisión absoluta la posición y momento lineal de una partícula subatómica.

En otras palabras, el mero acto de observación o medición altera el fenómeno observado. Esto implica que la realidad no es objetiva e independiente del observador, sino que está intrínsecamente conectada a la conciencia de quien la observa.

Principio de Superposición

Este postulado indica que, antes de ser observada u "obligada" a manifestar un estado definido, cada partícula/onda existe en una superposición de posibles estados o ubicaciones simultáneas. Es nuestra propia conciencia la que colapsa esa función de onda en una realidad particular.

Entrelazamiento cuántico

Experimentos han demostrado que dos partículas subatómicas inicialmente vinculadas mantienen una profunda conexión e influencia instantánea entre sí, sin importar la distancia que las separe posteriormente. Esta "comunicación" no explicada por la física clásica sugiere que todo está conectado de maneras misteriosas más allá del espacio-tiempo.

En esencia, la física cuántica sacude los cimientos de nuestra realidad supuestamente sólida y separada. Nos muestra que la conciencia juega un papel fundamental en dar forma a nuestra experiencia de la realidad a nivel subatómico. Y lo más fascinante, que todo - absolutamente todo - está conectado de maneras trascendentales.

La Mente Crea la Realidad

Con estos principios científicos establecidos, podemos entender por qué la Ley de Correspondencia afirma que lo que experimentamos en nuestro mundo exterior no son más que reflejo de lo que tenemos adentro - nuestros pensamientos, creencias, emociones dominantes.

La física cuántica revela que, en los niveles más fundamentales, el universo está compuesto de campos unificados de energía/información en constante movimiento e interacción.

Toda la materia "sólida" de nuestro mundo son solo ondas/partículas de energía condensada de formas particulares.

Y esta energía que conforma toda la realidad responde directamente a la atención e intención de nuestra conciencia. La mente humana es como un poderoso imán cuya frecuencia vibratoria atrae resonancias similares del vasto campo unificado, "colapsando" algunas posibles realidades mientras permite que se manifiesten otras.

Por ejemplo, si interiormente albergas creencias profundas de escasez, miedo y negatividad, vas a proyectar esas mismas frecuencias de escasez, miedo y negatividad al mundo exterior. Estas vibraciones internas entonces atraerán circunstancias, situaciones y personas que las reflejen y refuercen. Es un ciclo de realimentación constante.

De manera inversa, si cultivas pensamientos, emociones y convicciones positivas como abundancia, amor y gratitud, esas serán las frecuencias que emanes e imantarás experiencias externas armoniosas y placenteras.

Es así como la Ley de Correspondencia dicta que "como es adentro, es afuera". Nuestro espacio vital es simplemente un reflejo de nuestro estado interior de ser - nuestras creencias, emociones y niveles de conciencia predominantes.

El Mundo Refleja Tu Propia Percepción

Otro aspecto clave para comprender esta ley universal es que realmente no vemos al mundo de manera objetiva e imparcial. Más bien, proyectamos nuestras propias percepciones, sesgos, temores e interpretaciones individuales en todo lo que observamos y experimentamos.

La física clásica supone que el universo es una realidad separada e independiente que existiría igual aún sin un observador.

Sin embargo, la física cuántica prueba lo contrario - que la realidad surge por la co-creación dinámica y entrelazamiento constante entre la conciencia del observador y el fenómeno observado.

Lo que esto significa es que no experimentamos la realidad "tal como es". En su lugar, literalmente creamos nuestras experiencias individuales a través del poderoso lente de nuestras creencias, perspectivas, emociones y patrones de pensamiento arraigados.

Dos personas pueden presenciar exactamente el mismo evento, sin embargo, experimentar realidades completamente distintas. Una puede verlo como una tragedia devastadora, mientras que la otra lo percibe como una gran oportunidad - todo depende del filtro de su conciencia individual.

Por eso es tan importante ser conscientes de nuestros diálogos y procesos internos. Ellos literalmente dan forma y color a las realidades externas que vivimos. Si vemos el mundo a través de lentes teñidos de negatividad, amargura y juicio, eso es precisamente lo que reflejará nuestro mundo de vuelta.

En cambio, al cultivar una conciencia interna elevada llena de gratitud, apertura, amor y positividad, naturalmente encontraremos esos mismos elementos manifestándose como nuestra experiencia de la vida.

Aplicando la ley de correspondencia

Ahora que entendemos los fundamentos detrás de esta ley universal, la verdadera pregunta es: ¿Cómo podemos aplicarla intencionalmente para moldear la realidad que anhelamos vivir? A continuación, algunas poderosas herramientas prácticas:

Conciencia plena

Antes de poder transformar tu realidad externa, primero debes volcar tu atención hacia adentro y ser completamente honesto sobre tus patrones internos actuales de pensamiento y emoción. La conciencia plena mediante la meditación, respiración consciente o simplemente observar tus diálogos internos es clave.

Pregúntate: ¿Cuáles son las creencias limitantes que albergo sobre mí mismo, los demás y la vida? ¿Qué tipo de emociones negativas como miedo, ira, culpa o escasez rodean mi mente con frecuencia? ¿Qué hábitos de pensamiento destructivos necesito dejar ir?

1.- Reprogramación de creencias Una vez conscientes de nuestros patrones internos actuales, podemos empezar a desmantelar y reprogramar las creencias limitantes que están creando realidades no deseadas. Algunas poderosas herramientas incluyen:

-Afirmaciones: Repite afirmaciones positivas con convicción para sobrescribir creencias antiguas e instalar nuevas más empoderadoras.

-Visualizaciones: Visualiza detallada y vívidamente la realidad deseada, sintiendo las emociones como si ya fuera verdadera. Esto "avisa" al universo de tus nuevas intenciones.

-Terapia del reseteo: Identifica y procesa eventos/decisiones del pasado que formaron tus creencias actuales y reemplázalas con una nueva narrativa más saludable.

-Ejercicios de Perdón: El resentimiento y falta de perdón crean grandes bloqueos energéticos. Aprende a soltar cargas pesadas del pasado.

2.- Elevar tus emociones. Las emociones son increíblemente poderosas - son la fuerza impulsora que realmente "encarga" al universo las realidades que deseas experimentar. Cultiva emociones elevadas y positivas como alegría, gratitud, aceptación y amor a través de:

-Diarios de gratitud donde reconoces todas tus bendiciones -Seguir tus pasiones e intereses que te llenan de júbilo

-Conectar con seres queridos que te inspiran

-Practicar compasión contigo mismo y los demás.

3.- Estar en alineación. Sincroniza tu mente, emociones y acciones a estar todos "tirando" hacia la misma realidad deseada. No basta con solo pensar positivo, debes sentirlo emocionalmente y respaldarlo con acciones congruentes:

-Si anhelas abundancia, vive desde la mentalidad de abundancia.

-Si deseas una relación amorosa, debes vibrar en la frecuencia del amor.

-Si buscas salud óptima, compórtate y toma decisiones como alguien saludable.

4.- Confiar en el proceso. Recuerda tener paciencia y confianza en que el universo siempre está orquestando los eventos perfectos para tu mayor bien y evolución, aun cuando no lo entiendas en el momento. Suelta el apego obsesivo a los resultados y vive plenamente presente.

5.- Agradece por adelantado Una forma poderosa de activar la Ley de Correspondencia es agradecer por adelantado, en el momento presente, como si ya hubieras recibido exactamente lo que deseas. Esta energía de gratitud sincera y sin condiciones es un poderoso disparador.

6.- Observa los sincronismos Presta especial atención a las señales y sincronicidades que empiezan a manifestarse en tu realidad como pequeños guiños cósmicos de confirmación. Observarlos fortalece tu fe y convicción en este proceso.

No solo es una teoría interesante, la ley de correspondencia es una ley natural que aplicada de una manera práctica puede mejorar por mucho mejorar tu vida. Al utilizar técnicas como la meditación, la auto conversación y las afirmaciones positivas, puedes encausar tu mundo interno junto con tus deseos y sueños, y lograr que se manifiesten en tu realidad externa.

Es crucial que empieces desde ya a aprovechar el poder de esta ley y así dar el primer paso rumbo a una vida más satisfactoria y plena. Tienes una inmensa creatividad y determinación para lograrlo.

Capítulo 9

Camino al auto amor y sanidad interior

La relación con nosotros mismos es la más importante de todas y la cual debemos mantener siempre activa. Es el fundamento sobre el cual se construyen todas las demás relaciones en nuestras vidas. No obstante, y con demasiada frecuencia, esta relación se ve afectada por varias discrepancias, miedos arraigados y una falta de amor incondicional hacia uno mismo. Constantemente nos vemos en la necesidad de enfrentar puntos que nos desafían y a la vez cuestionan nuestros méritos. A pesar de ello, el cultivo del amor y la sanidad de esta relación con uno mismo son pasos para alcanzar felicidad y plenitud.

En este capítulo, exploraremos cómo encontrar el camino hacia la sanidad interior y el amor propio, identificando las áreas problemáticas, aplicando estrategias de autovaloración y abordando la adversidad con compasión y resiliencia.

El primer paso en el camino hacia la sanidad interior es reconocer y localizar los puntos de discrepancia que nos impiden amarnos a nosotros mismos de manera incondicional. Estos puntos pueden manifestarse de diversas formas: inseguridades, autocrítica excesiva, miedos arraigados, entre otros. Identificar estas áreas problemáticas es fundamental para poder abordarlas de manera efectiva.

Es de mucha importancia saber identificar los puntos que nos desaniman. Puntos que suelen ser áreas en las que experimentamos el incumplimiento con nuestras propias expectativas.

Estas suelen ser el miedo al fracaso, la inseguridad que causa nuestra apariencia física, o la sensación de no ser lo suficientemente buenos en algún aspecto de nuestra vida. La auto observación y la reflexión profunda son una muy buena forma de localización de estos puntos. Cuestiónate a ti mismo cuales son los aspectos en tu vida que te generan insatisfacción o un malestar general. ¿Qué pensamientos pertinaces te hacen sentir inadecuado o indigno? Una vez que lo identifiques, puedes empezar a trabajar en superar esos miedos y creencias limitantes.

Por ejemplo, imagine a alguien que siempre ha sentido una profunda inseguridad sobre su apariencia física. Esta persona puede experimentar una discrepancia entre su imagen de sí misma y su ideal de belleza, lo que resulta en una falta de amor propio. Reconocer este punto de discrepancia es el primer paso para poder abordarlo y sanarlo.

Una vez desvelados los puntos de discrepancia, es de vital importancia encontrar alivio en la autovaloración. Esto lleva implícito el aprendizaje a valorarnos y apreciarnos a nosotros mismos tal como somos, con todas nuestras peculiaridades e imperfecciones. La autovaloración nos permite cultivar el amor propio y enfrentar cualquier situación con confianza y resiliencia. Es fundamental para sanar la relación con uno mismo. Practicando la autovaloración, podemos desarrollar una mayor confianza con nosotros mismos y al mismo tiempo podemos cambiar nuestra perspectiva interna.

A través de la gratitud podemos practicar con efectividad la autovaloración. Diariamente aparta un momento para reflexionar sobre las cosas por las que estás agradecido en tu vida, incluyendo tus propias cualidades y logros.

No olvides reconocer tus esfuerzos y celebra tus éxitos, por pequeños que puedan ser. Esto te ayudará a encontrar alivio en la autovaloración y a desarrollar una actitud más positiva para contigo mismo.

Por ejemplo, si alguien se encuentra luchando con sentimientos de inferioridad debido a comparaciones constantes con los demás, la autovaloración puede ayudarles a reconocer y apreciar sus propias cualidades únicas y fortalezas individuales. La vida está llena de adversidades, y aprender a reconocer y abordarlas de manera efectiva es esencial para nuestro crecimiento personal y sanidad interior.

Es importante reconocer los síntomas que afectan nuestro entorno. Esto implica no solo encontrar soluciones inmediatas a los desafíos que enfrentamos, sino también desarrollar estrategias a largo plazo para no quedarnos estancados ante la adversidad.

En pocas palabras, alguien que confronta una pérdida considerable puede experimentar una profunda tristeza y desesperación. A pesar de ello, en lugar de claudicar a estos sentimientos, se tiene que buscar apoyo emocional, instituyendo metas realistas para el proceso de duelo y encontrar formas saludables de combatir el dolor. Un claro ejemplo de superación lo vimos en Nelson Mandela, quien pasó largos años en prisión, 27 años para ser exactos, y fue por luchar contra el apartheid en Sudáfrica.

A pesar de las circunstancias adversas, Mandela mantuvo su firmeza y convicción en sus valores, lo que finalmente lo llevó a convertirse en el primer presidente negro de Sudáfrica y un símbolo de la lucha por la igualdad y la justicia.

La capacidad de cultivar compasión hacia uno mismo siempre está ligada a la felicidad y a la paz interior. Esto implica aprender a tratarnos con bondad y amor, incluso en los momentos más difíciles.

A pesar de ello, es de vital importancia reconocer que cultivar la compasión a uno mismo no siempre es fácil y se requeriría de paciencia y práctica.

A través de la práctica consciente, la autocompasión se convierte en una habilidad que se puede desarrollar. En vez de juzgarnos con dureza por nuestros errores y fracasos, podemos aplicarnos la auto comprensión y amabilidad al igual que se la ofreceríamos a un ser querido que está sufriendo. Al cultivar la autocompasión, podemos liberarnos del ciclo de autocrítica destructiva y encontrar una mayor paz interior.

Por ejemplo, en lugar de criticarnos por cometer un error, podemos aprender a tratarnos con la misma compasión que lo haríamos con un amigo cercano. Esto implica reconocer nuestra humanidad y aceptar que todos cometemos errores en el camino hacia el crecimiento y la autorrealización.

Una de las razones por las cuales muchas personas encuentran difícil amarse a sí mismas es debido a una narrativa profunda y duradera de vergüenza y crítica. Esta narrativa tiene sus raíces en las primeras etapas de la vida, donde las experiencias y expectativas de los demás pueden influir en nuestra percepción de nosotros mismos.

Desde una edad temprana, absorbemos mensajes y expectativas externas que pueden socavar nuestra autoestima y confianza en nosotros mismos. Estos mensajes pueden provenir de figuras de autoridad, medios de comunicación o experiencias traumáticas.

Por ejemplo, alguien que creció en un entorno donde se les enseñó que no eran lo suficientemente buenos, puede internalizar esta creencia y llevarla consigo hasta la edad adulta. Superar esta narrativa requiere un trabajo consciente para desafiar y cambiar las creencias limitantes que nos impiden amarnos a nosotros mismos.

La Biblia tiene muchos consejos y enseñanzas sobre la auto sanidad y el amor propio. Jesús nos indica que el amor propio es fundamental para amar a los demás, bajo los cimientos de "amarás a tu prójimo como a ti mismo".

En ese mismo rubro, la Biblia nos recuerda constantemente el amor incondicional de Dios hacia nosotros y nos anima a refugiarnos en su amor en tiempos de dificultad. El libro de salmos por su lado también nos recuerda que somos "maravillosamente hechos" por nuestro creador, con un amor incondicional de su parte. Lo que implica que debemos primero amarnos y valorarnos a nosotros mismos para poder amar a los demás de manera auténtica.

La importancia del perdón y la aceptación del proceso de sanidad personal también es respaldada por la ciencia. Se ha corroborado a través de estudios, que practicar el perdón, es un reductor de estrés, ansiedad y mejora la salud mental y física. Por otro lado, la psicología positiva demostró que practicar auto aceptación y la gratitud llevaría a una satisfacción mayor con la vida y enfrentar la adversidad con más éxito. Cuando nos perdonamos y perdonamos a los demás, la amargura y el resentimiento se puede liberar de nuestras vidas, para encontrar una mayor paz interior.

Expertos en el campo de la psicología y el desarrollo personal han destacado la importancia de cultivar el amor propio y la compasión hacia uno mismo. *La Dra. Kristin Neff*, por ejemplo, es pionera en el estudio de la autocompasión y ha desarrollado numerosas técnicas y ejercicios para ayudar a las personas a cultivar una relación más amorosa consigo mismas. Del mismo modo, el Dr. Brené Brown ha investigado extensamente la conexión entre la vulnerabilidad y la autenticidad, y ha demostrado cómo abrazar nuestras imperfecciones puede conducir a una mayor conexión con nosotros mismos y con los demás.

Margarita Pasos, periodista colombiana y oradora motivacional interpreta la estrategia para sanar la relación con uno mismo y amarse de forma incondicional como un proceso profundo y transformador que requiere autoconocimiento, aceptación y cuidado consciente.

Ella opina que este proceso de sanación y auto amor no es lineal ni fácil, pero es esencial para vivir una vida plena y auténtica. Requiere compromiso, paciencia y autenticidad consigo mismo, pero los beneficios de desarrollar una relación sólida y amorosa con uno mismo son invaluables para el bienestar y la felicidad personal.

Por otro lado, de la experiencia antaña de Sigmund Freud, el padre del psicoanálisis no abordó directamente el concepto de "amarse a uno mismo de forma incondicional" como se entiende en la psicología contemporánea.

A pesar de ello, para Freud, la relación con uno mismo está profundamente influenciada por el inconsciente y las experiencias pasadas, especialmente las relacionadas con la infancia y las relaciones con los progenitores. Freud creía que muchos de nuestros problemas emocionales y conflictos internos tienen sus raíces en experiencias tempranas, especialmente en la relación con nuestros padres.

En el proceso de análisis, Freud sugirió que explorar y entender el inconsciente podía ayudar a desentrañar los conflictos internos y afrontar las experiencias pasadas que podrían estar afectando negativamente la relación con uno mismo. A través de la terapia, Freud creía que los individuos podían llegar a una mayor comprensión de sus impulsos inconscientes y, en última instancia, a una mayor aceptación de sí mismos.

Sin embargo, Freud no abogaba necesariamente por un amor incondicional hacia uno mismo en el sentido contemporáneo.

En cambio, su enfoque estaba más en la resolución de conflictos internos y la comprensión de las motivaciones inconscientes que pueden afectar la autoestima y la percepción de uno mismo.

Mientras que Freud no hablaba directamente sobre amarse a uno mismo de manera incondicional, su enfoque en el autoconocimiento y la comprensión de los procesos inconscientes podría considerarse una vía para mejorar la relación con uno mismo y, en última instancia, cultivar una mayor aceptación personal.

En resumen, la sanidad interior y el amor propio son procesos complejos que requieren autoexploración, autovaloración y compasión hacia uno mismo. Al identificar y abordar los puntos de discrepancia, cultivar la compasión hacia uno mismo y aprender a aceptar nuestras imperfecciones, podemos encontrar la paz interior y la felicidad que tanto anhelamos. A través del perdón, la aceptación y el amor incondicional, podemos transformar nuestra relación con nosotros mismos y experimentar una profunda sanidad personal.

Capítulo 10

Como controlar la ansiedad y el miedo

El miedo, al igual que la ansiedad son emociones muy comunes en el humano, en algún momento de nuestra existencia los habremos de padecer. Estas emociones aparecen en diferentes situaciones, al enfrentar algún desafío o simplemente bajo la preocupación de un futuro incierto. No obstante, si gestionamos un aprendizaje correcto de estas emociones, experimentaremos un vida saludable y plena. En este capítulo, vamos a explorar prácticas estratégicas en el manejo del miedo y la ansiedad, así como algunos ejemplos de personas famosas que han superado estas dificultades.

Para gestionar la ansiedad y el miedo, lo ideal es reconocer cuando estas emociones están presentes. Frecuentemente, la ansiedad se presenta en forma de pensamientos preocupantes, dificultad para respirar, tensión muscular y acelera las palpitaciones. El miedo es un precursor de sudoración excesiva, sensación de parálisis y una excesiva necesidad de salir huyendo de la situación que lo provoca.

Es importante recordar que experimentar ansiedad y miedo no es una señal de debilidad. Estas emociones son respuestas naturales en el humano ante situaciones percibidas como amenazantes. A pesar de ello, es crucial abordarlas de manera efectiva cuando se vuelven insoportables o interfieren en la vida diaria.

Una vez que reconocemos la ansiedad y el miedo, podemos comenzar a trabajar en gestionarlos. El autoconocimiento juega un papel fundamental en este proceso.

Tomarse el tiempo para reflexionar sobre nuestras emociones y pensamientos nos permite identificar patrones negativos y desencadenantes específicos.

La autoaceptación también es esencial. Aceptar nuestras emociones sin juzgarlas nos permite combatir con ellas de manera más efectiva. En vez de tratar de omitir o ignorar la ansiedad y el miedo, podemos aprender de ellos aceptándolos como parte natural de la experiencia humana.

Al aceptar y reconocer estas emociones, vamos a empezar a desarrollar habilidades para manejar el miedo y la ansiedad más efectivamente. Esto incluye meditación, ejercicio físico, visualización y técnicas de respiración profunda. En momentos de crisis causadas por el estrés encontrar actividades que nos ayuden a centrarnos y relajarnos puede ser invaluable.

Además, es importante cuestionar nuestros pensamientos ansiosos y confrontarlos con evidencia objetiva. A menudo, nuestras preocupaciones son exageradas o infundadas, y desafiarlas puede ayudarnos a ganar perspectiva y reducir la intensidad de nuestras emociones.

No debería sentir vergüenza al pedir ayuda, cuando se trate de manejar la ansiedad y el miedo. Para superar estas dificultades, el apoyo social se convierte en una herramienta poderosa. Exponer nuestras preocupaciones con amigos, familiares o seres queridos puede proporcionar una mejor perspectiva de consuelo.

Además, buscar la ayuda de un profesional de la salud mental puede ser fundamental para abordar la ansiedad y el miedo de manera efectiva. Los terapeutas pueden ofrecer técnicas de encaramiento adicionales, así como un espacio seguro para explorar y procesar nuestras emociones más profundas.

Una gran cantidad de personas famosas han hablado francamente sobre sus batallas con el miedo y la ansiedad, y cómo han podido superarlas. Ejemplo de esto es Emma Stone, una actriz muy notable que ha hablado sobre su experiencia con ataques de pánico desde sus inicios. Stone ha compartido cómo la terapia y las técnicas de "mindfulness" le han ayudado a manejar su ansiedad y a encontrar equilibrio en su vida personal y profesional.

Oprah Winfrey: La famosa presentadora de televisión ha hablado abiertamente sobre sus luchas con la ansiedad y la depresión en el pasado. A través de la terapia y el autocuidado, Oprah ha aprendido a gestionar estas emociones y ha utilizado su plataforma para inspirar a otros a hacer lo mismo.

Adele: La talentosa cantante Adele ha hablado sobre su ansiedad escénica y el miedo al fracaso. A pesar de estas luchas, ha seguido actuando y ha utilizado su música como una forma de expresar sus emociones.

Ryan Reynolds: El actor Ryan Reynolds ha hablado sobre su batalla contra la ansiedad y el miedo al fracaso en entrevistas. Ha aprendido a enfrentar estos desafíos con humor y ha buscado ayuda profesional cuando ha sido necesario.

Otro ejemplo es el del cantante y compositor *John Mayer*, quien ha hablado sobre su lucha con la ansiedad escénica y el miedo al fracaso. Mayer ha compartido cómo el aprendizaje de técnicas de respiración y meditación lo han ayudado a controlar sus emociones y a presentarse con confianza en el escenario.

Científicamente, se reconoce que el miedo y la ansiedad son respuestas del ser humano ante situaciones peligrosas. La psicología ofrece algunas herramientas y técnicas para ayudar a las personas a administrar estas emociones exitosamente.

La meditación, el ejercicio físico, la terapia cognitivo-conductual y la meditación son respaldadas por una investigación científica como estrategia efectiva para controlar la ansiedad y el miedo.

El evangelio trata la ansiedad y el miedo desde la óptica de la confianza en Dios y la fortaleza espiritual. Reconociendo con frecuencia que estos sentimientos son exclusivos de experiencia humana y hace una exhortación a no dejarse dominar por ellos. A su vez insta a los creyentes a que depositen sus cargas en Dios, en vez de alimentar preocupaciones por el futuro, que depositen su confianza en su providencia y cuidado amoroso.

Se enseña que la fe en Dios brinda una paz que trasciende el entendimiento humano, permitiendo enfrentar los desafíos con valentía y esperanza. Además, el evangelio enfatiza la importancia de vivir en el presente, confiando en que Dios proveerá las fuerzas necesarias para cada día.

A través de la oración, la reflexión y el servicio a los demás, se fortalece la conexión con Dios, disminuyendo así la ansiedad y el miedo. En resumen, el evangelio invita a confiar en la providencia divina, cultivar una fe sólida y vivir con valentía y esperanza, incluso en medio de la incertidumbre y el temor.

La búsqueda espiritual son vías para encontrar consuelo y dirección. Por otra parte también, la oración, la meditación y la confianza en un poder superior pueden proporcionar consuelo y fortaleza en momentos de angustia emocional. Es muy importante confiar en Dios para encontrar paz interior y fortaleza en momentos críticos de ansiedad y miedo.

En resumen, resolver la ansiedad y el miedo requiere un enfoque espiritual que cubra tanto el aspecto mental como emocional. Identificar las emociones, desarrollar habilidades defensivas y buscar apoyo, son parte esencial en el camino rumbo a una vida más saludable y equilibrada. Con paciencia y práctica, aprendiendo a controlar nuestras emociones, podremos vivir con mayor confianza y tranquilidad.

Capítulo 11

El duelo que más duele

Una de las experiencias más dolorosas y desafiantes que podemos enfrentar en la vida es la irreparable pérdida de un ser querido. Es enfrentarnos a una cruda realidad, de que no volverá a estar entre nosotros físicamente. Todo lo que amábamos y admirábamos de ellos se desvanece y jamás volveremos a sentirlos. Se queda una sensación de vacío que jamás volverá a ser llenada.

No obstante, a pesar de ese dolor, debemos encontrar la fuerza para aceptar que, aunque ya no están con nosotros de forma palpable sus recuerdos permanecen vivos dentro de nosotros. Cada momento que compartimos a su lado, cada sonrisa o carcajada y cada consejo pasan a convertirse en tesoros que atesoraremos en lo más profundo de nuestro ser. Seguirán presentes en nuestros pensamientos y los recordaremos cuando apliquemos las enseñanzas que nos dejaron.

La resignación no significa olvidar, sino aprender a vivir con ese vacío, a convivir con el profundo anhelo de su presencia. Es un proceso doloroso, pero necesario para poder sanar. Esos recuerdos vendrán a ser un bálsamo sanador que servirán de consuelo en momento de melancolía. Las lagrima derramada y las sonrisas en su nombre se convertirán en un homenaje a su memoria.

A pesar de que su presencia ya no este con nosotros y no podamos sentirlos, ni abrazarlos como una vez lo hicimos, su esencia seguirá embebida en nuestras vidas.

Sus recuerdos seguirán latentes a través de nuestros recuerdos, a través de las lecciones que nos dejaron, de los ejemplos y valores de comportamientos que nos inculcaron. Su legado pasa a convertirse en una parte integral de quienes somos, para guiarnos y acompañarnos por el resto de nuestras vidas.

La aceptación y la resignación de la muerte de un ser querido no son tareas fáciles, pero son necesarias para poder sanar y honrar su memoria. Lentamente, aprendemos a cohabitar con ese vacío y a encontrar la alegría y la paz en los recuerdos. A pesar de que ya no le veamos, seguirán presentes en nuestros corazones, alumbrando nuestro camino y recordándonos que el verdadero amor trasciende la muerte.

Si has perdido recientemente a un ser querido, quiero que sepas que no estás solo. Muchas otras personas han pasado por este sufrimiento tan grande. Aunque ahora mismo te sientas muy mal, con el tiempo y las estrategias correctas, podrás sanar esa herida en tu corazón.

En este capítulo, aprenderemos formas especiales de lidiar con el dolor de la pérdida. Te enseñaremos ejercicios y actividades que puedes hacer para sentirte mejor poco a poco. Recuerda que sanar después de una pérdida tan grande lleva mucho tiempo, así que sé paciente y amable contigo mismo durante este proceso.

¿Por qué es tan difícil cuando alguien fallece?

Al perder un ser querido, es natural que le vamos a extrañar muchísimo causando un dolor profundo y sentirnos muy tristes porque desafortunadamente ya no volveremos a verlos. No obstante, el recuerdo de que nosotros algún día también partiremos nos hace entrar en limbo ya que muchos no saben que hay después de esta vida.

También podemos sentirnos enojados con Dios, la vida o la persona que falleció por dejarnos. A veces hasta nos enojamos con nosotros mismos por no haber podido hacer más para evitar esa pérdida.

Todas estas emociones fuertes son normales cuando perdemos a un ser querido. No te sientas mal por sentirlas, es parte del proceso de duelo.

Con el tiempo y las herramientas adecuadas, aprenderás a manejar mejor estos sentimientos tan intensos.

La importancia de la aceptación

Aunque es muy difícil aceptar que la persona que amamos ya no está con nosotros físicamente, aceptar esta realidad es un paso muy importante para poder sanar nuestro corazón. No quiere decir que estemos de acuerdo con lo que pasó o que ya no vamos a extrañarlos, sino simplemente reconocer los hechos como son.

Imaginemos que se tiene una vasija de cristal llena jugo de toronja y de repente se cae al piso y se rompe. Por más que grites, te enojes o llores, esa vasija de cristal ya no volverá a estar entera. Lo único que puedes hacer es aceptar que se rompió, limpiar el desorden y conseguir un vaso nuevo.

Es lo mismo con la muerte de un ser querido. Por más que nos cueste aceptarlo, ellos ya no van a regresar con nosotros. Lo mejor es aceptar esta nueva realidad para poder seguir adelante poco a poco.

Hay que reconocer que hay un propósito más grande

Aun cuando la muerte de un ser querido nos causa un dolor tan profundo, es importante tener fe y reconocer que existe un propósito y plan más grande del cual no tenemos todas las respuestas.

Algunas religiones y filosofías de vida creen que cuando una persona fallece, su alma o espíritu pasa a otra dimensión o plano de existencia. Otros creen que regresan a estar con un Ser Supremo, como Dios, el Creador o el Universo.

Cualquiera que sea tu creencia, puedes encontrar consuelo en saber que la vida física en este mundo no es el final, sino sólo una pequeña parte de un viaje mucho más grande para el alma. Nuestros seres queridos ahora están en un plano diferente, quizás libres de sufrimiento y dolor.

Tener esta perspectiva más grande nos ayuda a procesar la pérdida y encontrar un poco de paz. Reconocemos que la persona que amamos cumplió su ciclo y propósito en esta vida terrenal, y que, aunque ya no esté físicamente con nosotros, su esencia sigue presente de otras maneras.

Ejercicios para Sanar el Corazón

Meditación y Oración

Para poder encontrar paz y consuelo en los momentos más difíciles, la oración y meditación vienen a ser excelentes herramientas. La oración y la meditación requieren enfoque, respiración profunda, agregando afirmaciones para poder lograrlo tales como: Ahondo mi respiración y estoy lleno de calma, todo va a estar bien, confío en el proceso.

La oración divina también puede ser muy sanadora. Cierra los ojos, respira hondo y habla con el Ser Supremo, Dios, el Universo o el poder superior en el que creas. Pide por fuerza, sabiduría y consuelo en estos momentos de duelo.

Escribir un Diario

Desahogar todos tus sentimientos en un diario puede ser muy liberador. Exterioriza tu enojo, tristeza o cualquier otra emoción sin tener miedo a manifestarlo. Puedes escribirle una carta a tu ser querido fallecido para decirle todo lo que tengas guardado. Este simple acto puede ayudarte a procesar mejor el duelo.

Crear un Altar o Rincón en Memoria

Hacer un pequeño altar o rincón especial con fotos, objetos preciados y cosas que le gustaban a tu ser querido puede brindar mucho consuelo. Pon su música o comida favorita y tómate un tiempo para recordarlo y conectar con su esencia.

Actividades para Honrar su Memoria

Hacer actividades que tu ser querido disfrutaba como caminar en un parque, cocinar su platillo favorito, escuchar la música que le gustaba, leer uno de sus libros preferidos, etc. Puede ser una forma bonita de mantener su recuerdo vivo y presente.

Expresión Creativa

Actividades creativas como pintar, dibujar, hacer artesanías o escribir poemas/historias pueden ser muy terapéuticas al procesar el duelo. Deja que tus emociones se expresen a través del arte, sin juzgarlas.

Pasar Tiempo con Amados

No trates de atravesar esta etapa difícil tú solo. Rodéate de familiares y amigos que puedan brindarte amor, contención y apoyo emocional. Deja que ellos te ayuden y no tengas miedo de expresar lo que sientes.

Grupos de Apoyo

Unirte a un grupo de apoyo para personas que han perdido seres queridos puede ser muy reconfortante. Compartir tus experiencias con otros que han pasado por situaciones similares te hará sentir comprendido y menos solo.

Estos ejercicios son solo algunas ideas para transitar el camino del duelo de una forma más llevadera. Lo más importante es tener paciencia y amabilidad contigo mismo durante este proceso sanador.

Un Pensamiento de Esperanza

"Así como las olas chocan contra las rocas con toda su furia, pero luego se retiran, así también el dolor más intenso de perder a un ser amado eventualmente se calmará. Aunque ahora sientas que el sufrimiento nunca terminará, pasará, y llegarán días de nuevo donde volverás a experimentar alegría, paz y propósito renovado. Todavía queda tanto por vivir y amar. Una vida hermosa te espera del otro lado de este valle de lágrimas. Persevera con gentileza, ten fe y descubrirás que la sanación llega."

Ponte a pensar, que si tu ser amado tuviera la oportunidad de regresar unos instantes a platicar contigo ¿qué crees que diría? ¿Sus palabras fueran de consuelo o de represión? ¿Crees que le gustaría verte triste y amedrentado por la pérdida? ¿No crees que a él o ella le gustaría que volvieras a ser feliz? Que disfrutes tu vida, que los días que te falten por recorres por esta hermosa creación sean llenos de alegrías y amor.

Confía en el proceso de la existencia. Nacer, reproducirse y morir. Confiar en el proceso, significa tener fe en el viaje de la vida, incluso cuando el destino no está claro o el camino parece desafiante. Es confiar en que las cosas saldrán bien al final, incluso si no podemos ver el panorama completo en este momento, la vida siempre nos sorprende con cosas agradables.

Capítulo 12

Como equilibrar las emociones

La felicidad frecuentemente se nos escabulle como agua entre los dedos porque la buscamos en los grandes logros, cuando en realidad las encontramos en las pequeñas alegrías que abastecen nuestro día a día. La neurociencia nos instruye que nuestro cerebro está interconectado para responder más a los estímulos pequeños y positivos que a los grandes eventos. Esto se debe a que diacrónicamente, nuestra supervivencia dependía más de detectar y aprovechar las oportunidades pequeñas y frecuentes que de perseguir grandes premios de forma esporádica.

Por eso, en lugar de estar a la espera de que algo extraordinario suceda para sentirnos felices, debemos aprender a apreciar y deleitarnos en los pequeños placeres cotidianos. Tomarse un café tranquilamente, disfrutar de una comida sabrosa, sentir el sol en la piel, escuchar la risa de un niño. Estas son las cosas que realmente nutren nuestra felicidad día a día.

El equilibrio emocional es la capacidad de reaccionar con las emociones y los estados de ánimo apropiados a cada situación, se refiere a la capacidad de manejar nuestras emociones de manera apropiada. Jamás trata de suprimir o eliminar lo que sentimos, sino de poder regular, experimentar y expresar nuestros estados emocionales de acuerdo con cada situación.

Imagine que usted está en una reunión de trabajo y recibe una noticia que lo enoja mucho.

En ese momento, el equilibrio emocional le permitiría sentir esa ira, pero expresarla de una manera respetuosa y moderada, sin perder el control.

En lugar de explotar o contener la emoción a la fuerza, usted sería capaz de canalizarla de forma adecuada.

De igual manera, si está en una fiesta y se siente feliz y eufórico, el equilibrio emocional le ayudaría a disfrutar plenamente de esa alegría, sin caer en excesos que puedan incomodar a los demás. Sería capaz de sintonizar su estado de ánimo con el entorno.

En pocas palabras, el equilibrio emocional es esa flexibilidad para sentir, expresar y modular nuestras emociones conforme a lo que cada contexto requiere. No es suprimir lo que sentimos, sino aprender a manejar nuestro mundo interior de forma adaptativa y saludable.

Según la destacada psiquiatra y divulgadora científica **Marian Rojas Estapé**, el equilibrio emocional se logra a través de una serie de prácticas y habilidades que involucran nuestra mente, cuerpo y conexión con los demás. Algunas de sus principales aportaciones sobre este tema son:

Conectar con lo cotidiano: Rojas Estapé enfatiza la importancia de "apreciar y deleitarnos en los pequeños placeres de cada día, como un buen café, una comida sabrosa o el sol en la piel". Sostiene que esta conexión con lo simple y lo presente es clave para encontrar la felicidad.

Despertar con ilusión: La psiquiatra recalca que "empezar cada jornada con un propósito claro, por pequeño que sea, nos ayuda a mantener una actitud positiva y a sentirnos realizados". Activar circuitos cerebrales de recompensa es esencial para el bienestar emocional. "Tener metas y sentir que avanzamos hacia ellas activa circuitos de recompensa en nuestro cerebro, liberando dopamina y otros neurotransmisores que mejoran nuestro estado de ánimo". "Es como si nuestro cerebro recibiera una señal de 'buen trabajo' cada vez que damos un paso en la dirección correcta".

Adoptar nuevas perspectivas: Rojas Estapé subraya que "nuestro cerebro tiende a sesgarse hacia lo negativo, pero aprender a contemplar las situaciones desde múltiples ángulos nos permite relativizar, tomar distancia y hallar soluciones más constructivas".

Evitar hábitos nocivos: Advierte que "ciertos comportamientos como la procrastinación o el uso abusivo de redes sociales, si bien proporcionan alivio temporal, a la larga deterioran nuestra salud mental". Recomienda reemplazarlos por rutinas saludables.

Abrazar las emociones: Según Rojas Estapé, "negar o reprimir nuestros sentimientos no los hace desaparecer, sino que los intensifica. Debemos aprender a identificarlos, aceptarlos y encontrar formas sanas de expresarlos".

En resumen, la visión de Marian Rojas Estapé sobre el equilibrio emocional enfatiza la importancia de conectar con lo cotidiano, mantener una actitud de propósito, adoptar perspectivas flexibles, evitar hábitos perjudiciales y permitir la plena experiencia emocional. Un enfoque integral que integra los aportes de la neurociencia y la psicología.

La psicóloga clínica **Ana Fernández** coincide: "La felicidad no se encuentra en los grandes logros o hitos, sino que se esconde en las pequeñas alegrías que llenan nuestros días. Ella también menciona que: Un café tranquilo, una comida sabrosa, sentir el sol en la piel - estas son las cosas que realmente nutren nuestro bienestar emocional".

Por eso, agrega la psicóloga **Lucía Campos**, "es tan importante empezar el día con una intención clara, por pequeña o simple que sea. Tener algo que nos entusiasme y nos dé un sentido de propósito es clave para mantener el equilibrio emocional".

Analizar desde Múltiples Perspectivas

"Nuestro cerebro tiende a sesgarse hacia lo negativo como una forma de protegernos", advierte el neurólogo Javier Sandoval. "Pero esto también puede llevarnos a exagerar los problemas y perder de vista las soluciones".

La psicóloga *María Gómez* sugiere: "Aprender a contemplar una situación desde múltiples perspectivas nos ayuda a tomar distancia, a relativizar y a encontrar salidas más constructivas. En lugar de entrar en pánico, podemos preguntarnos: ¿Qué otra manera hay de ver esto? ¿Qué aprendizaje puedo obtener? Esta flexibilidad mental nos permite regular mejor nuestras emociones".

Evitar lo Perjudicial

"Hay ciertos patrones de conducta que, si bien pueden proporcionarnos alivio temporal, a la larga terminan minando nuestra salud mental", señala la psicóloga clínica Inés Rodríguez. "Ejemplos serían la procrastinación excesiva, el uso abusivo de redes o el aislamiento sociales".

El psicólogo *David Ramírez* agrega: "Estas estrategias pueden darnos una falsa sensación de control o bienestar a corto plazo, pero a la larga empeoran nuestro estado emocional, generando más ansiedad, depresión o vacío. En su lugar, debemos cultivar hábitos saludables que apoyen verdaderamente nuestro equilibrio, como el ejercicio regular, las prácticas de mindfulness y las relaciones significativas".

Permitir, no Reprimir

"La neurociencia nos muestra que negar o suprimir nuestras emociones no las hace desaparecer, sino que las intensifica y las vuelve más difíciles de manejar", afirma la psicóloga Beatriz Vargas.

"Por el contrario, cuando les damos espacio para expresarse, identificando y aceptando lo que sentimos, se facilita el proceso de integración y de encontrar un balance".

La psicoterapeuta **Lucía Morales** agrega: "Técnicas como la respiración consciente, la escritura terapéutica o la meditación pueden ayudarnos a procesar y canalizar nuestras emociones de una manera constructiva, reconociéndolas sin juzgarlas y encontrando formas saludables de expresarlas".

En palabras del psicólogo **Javier Castillo**: "El equilibrio emocional no se trata de suprimir o eliminar nuestras emociones, sino de integrarlas de manera consciente y aprender a aprovechar su energía de forma positiva. Cuando abrazamos la totalidad de nuestra experiencia emocional, con aceptación y compasión, encontramos la verdadera fuente de la felicidad".

En resumen, el equilibrio emocional no se trata de suprimir o eliminar nuestras emociones, sino de integrarlas de manera consciente y aprender a aprovechar su energía de forma positiva. Cuando abrazamos la totalidad de nuestra experiencia emocional, con aceptación y compasión, encontramos la verdadera fuente de la felicidad.

Capítulo 13

Bendecir o maldecir: El poder de las palabras

Es innegable el poder que tienen las palabras en nuestras vidas, ya que nos sirve para comunicarnos a través de ella con las demás personas, transmitiendo pensamientos, emociones y deseos. Esto no solo tiene relación o afectaciones en relaciones inmediatas, sino que pueden tener un impacto significativo en nuestro bienestar espiritual. Basados en dos opciones muy importantes que nos da la vida, podemos optar usar las palabras con dos intenciones, para bendecir o para maldecir. En este capítulo, exploraremos cómo esta elección puede afectar nuestras vidas desde un punto de vista espiritual, y también examinaremos lo que la cábala, una antigua tradición mística, tiene que decir sobre este tema.

Desde los albores de la creación, las palabras han sido usadas como herramientas muy poderosas. Dios dijo: sea la luz y desde entonces es. De la misma forma, nuestras palabras tienen la probabilidad de generar energía negativa o positiva, y esta energía puede influir en nuestras vidas y en las vidas de muchas personas a nuestro alrededor. Pudieran ser de compasión, esperanza y amor, o tristemente también pueden causar dolor, miedo y sufrimiento. Al elegir bendecir en lugar de maldecir, estamos eligiendo canalizar energía positiva hacia el mundo.

Al bendecir a alguien, expresamos nuestros mejores deseos internos hacia esa persona. La bendición puede ser sencilla, deseando salud o éxito, inclusive una bendición más elaborada, como una oración que invoque prosperidad y protección.

Cuando hacemos esto, estamos transmitiendo gratitud y amor, no solo a la persona que estamos bendiciendo sino al universo en general. Esto conlleva a una conexión divina, creando a nuestro alrededor un entorno de paz y armonía.

La palabra "bendición" ha adoptado muchas connotaciones religiosas que son rechazadas muchas veces solo al escucharla. Sin embargo, bendecir no es un acto exclusivo de ninguna creencia particular, sino una expresión universal de amor y compasión. Bendecir es "desear el bien", sin importar a quién se dirija ese deseo.

Bendecir es asombrosamente sencillo, sin embargo, su impacto es profundo. Basta con tener la intención de enviar todo el amor y desear desde tu interior el bien a la persona o situación. No requiere rituales complicados ni conocimientos esotéricos, solo una apertura de corazón y una voluntad sincera.

Al bendecir, abrimos un canal de energía positiva que fluye libremente, tocando y transformando todo lo que toca.

Al encender una vela en la oscuridad, no solo iluminaremos nuestro camino, sino también el de aquellos que estén a nuestro alrededor. Al bendecimos a otros, logramos una conexión con la fuerza universal del amor, que va más allá de todas las barreras y limitaciones.

Si eliges bendecir, Dios, el universo o la forma divina que tengas de entender el hecho, te recompensará de la misma forma que deseas para los demás. Es una ley universal que opera sin falta: lo que siembras, cosechas. Al sembrar bendiciones, recibirás bendiciones en abundancia, como un eco resonante que se multiplica y se expande.

Sin embargo, cuando las palabras son usadas para maldecir, invocamos energía negativa. Las maldiciones pueden resultar perjudiciales para nosotros mismos y en quienes nos rodean. Pueden crear malestar emocional, conflictos y resentimiento.

Además, cuando estas palabras son usadas para herir a alguien más, afectamos nuestra espiritualidad también. Nos retiramos de la luz divina y caemos en una oscuridad tenebrosa.

Maldecir personas es un acto sumamente dañino y perjudicial, tanto en el plano emocional y espiritualmente. Cuando proferimos maldiciones hacia otra persona, estamos proyectando energías negativas cargadas de ira, resentimiento y deseos de causar daño. Afectando al mismo tiempo nuestro propio ser como el de la otra persona.

En el contexto emocional, las maldiciones crean heridas profundas y duraderas. Las palabras hirientes tienen el poder de debilitar la autoestima y la confianza en uno mismo, desencadenando sentimientos de tristeza, ansiedad y baja autoestima. Erosionando en tal manera los lazos interpersonales, fomentando a la vez un ciclo de amargura y resentimiento.

En el plano inmaterial, maldecir personas es un acto que va en contra de los principios del amor, compasión y respeto hacia todos los seres vivos. Estas acciones negativas crean karmas nocivos que pueden repercutir en nuestras vidas presentes y futuras. Asimismo, al maldecir a otros, nos alejamos de nuestra propia esencia divina y nos sumergimos en un estado de oscuridad y desequilibrio interior.

Debe ser imprescindible cultivar la conciencia en nuestras palabras dichas, ya que tendrán un impacto profundo, tanto en nosotros, como en los demás. En vez de maldecir, podemos esforzarnos por practicar la comprensión mutua, la compasión y el perdón. Para poder crear un mundo más armónico lleno de paz interior y exterior.

Tanto bendecir como maldecir son acciones recíprocas. En simples palabras, cuando bendices a alguien, también te bendices a ti mismo. Y cuando maldices a alguien, en realidad te estás maldiciendo a ti mismo. Es como escupir hacia arriba, al final la saliva te caerá a ti mismo.

Las palabras hirientes brotan de nuestros labios como dardos envenenados, causando dolor y sufrimiento a nuestro alrededor. No obstante, cuando intentamos bendecir, nos sentimos limitados, como si fuera un acto fuera de nuestro alcance. Esta bifurcación es desconcertante, ya que la fuente de intenciones es la misma: Nuestro propio ser.

En la cábala, se nos enseña sobre el poder de las palabras, advierte de cómo estas pueden moldear nuestra realidad. Según esta práctica, las palabras tienen un impacto directo en el mundo espiritual y en el material. Cuando bendecimos, magnetizamos un positivismo energético lleno de luz a nuestras vidas, y también contribuimos a elevar espiritualmente a las personas de nuestro alrededor. Con este acto nos conectamos con lo sagrado y nos ayuda a mantenernos conscientes de la presencia de lo divino en nuestras vidas.

La cábala considera a las palabras una fuente de energía, se cree que nuestras palabras crean realidades. Por ejemplo, agradecer por los alimentos, realizar oraciones nos puede ayudar a enfocarnos en la gratitud y abundancia que tiene nuestras vidas. Actuando de tal manera en gratitud mantendremos sintonía con la fuerza positiva del universo.

Optar por bendecir en lugar de maldecir es una elección que puede transformar nuestras vidas espirituales. Al bendecir, elegimos invocar la energía positiva, la bondad y la luz. Esto beneficia a quienes nos rodean y por inercia a nosotros también. Al crear un entorno de positividad, estamos atrayendo más luz a nuestras vidas.

Al final, tú eliges si quieres bendecir o maldecir. Recuerda que maldecir solo trae oscuridad, ira y sufrimiento.

Elige sabiamente. Elige el amor sobre el odio. Elige la bondad sobre la maldad. Elige bendecir. Recuerda que cuando deseas el bien para el mundo, el bien regresa a ti multiplicado. Es una ley universal que trasciende todas las creencias y culturas.

Así que, una vez más, al final la elección es tuya, pero recuerda que cada decisión tiene consecuencias que se extienden más allá de lo que podemos imaginar. Bendecir es un acto de valentía, de compasión y de amor incondicional. Es el camino hacia la iluminación personal y la armonía colectiva. ¿qué prefieres, bendecir o maldecir?

Desde mi punto de vista te insto a que, elijas bendecir, y verás cómo tu vida y el mundo a tu alrededor se transforman de manera hermosa e inesperada. Elige bendecir, y serás una fuerza de luz y esperanza en un mundo que a menudo se siente oscuro y desesperanzado.

Que esta elección definitiva sea el faro que guíe tu camino hacia una existencia más elevada, donde el amor y la compasión sean los pilares fundamentales de tu ser. Bendice, y serás bendecido. Ama, y serás amado. Siembra semillas de bondad, y cosecharás una cosecha abundante de felicidad y plenitud.

En conclusión, elegir bendecir en lugar de maldecir es una decisión que puede transformar nuestra experiencia de la vida para mejor. Atraer energías positivas a nuestras vidas y contribuimos a un mundo más lleno de amor y armonía. Así que, cuando te toque bendecir o maldecir, recuerda el impacto que nuestras palabras pueden tener y optemos por bendecir para crear un entorno más lleno de luz y bienestar.

Capítulo 14

Cómo mantener la calma y no caer en provocaciones

En la arena del discurso, las palabras pueden ser tanto armas afiladas como escudos protectores. Sin embargo, el arte de darle la vuelta a los insultos y desviar las críticas sin permitir que causen estragos emocionales requiere no solo astucia verbal, sino también una firme comprensión de uno mismo y de los mecanismos de interacción humana.

Para aquellos que desean construir una coraza emocional contra los embates del lenguaje hostil, es esencial entender que la reacción ante los insultos y las críticas puede ser más poderosa que el propio ataque. Mantener la calma en medio de una tormenta de palabras venenosas es un acto de resistencia y control sobre uno mismo. La ira, aunque comprensible, solo sirve para alimentar el fuego del conflicto y debilitar nuestra posición.

Es importante saber que para construir un escudo contra los insultos es reconocer que el poder de las palabras radica en la importancia que les concedemos. Cuando permitimos que las opiniones de los demás definan nuestra reacción, nos mostramos vulnerables a cualquier ataque verbal. Pero si cultivamos una autoestima sólida y una confianza en nuestras propias habilidades nos permite enfrentar las críticas con serenidad y claridad mental.

Una estrategia efectiva para desviar los insultos es responder con inteligencia y humor. En lugar de dejarnos arrastrar por la negatividad, podemos optar por hacer una observación ingeniosa o cambiar hábilmente de tema. Al desviar la atención lejos del ataque personal, evitamos caer en la trampa de la confrontación directa y mantenemos el control de la conversación.

Es importante recordar que la frivolidad del lenguaje no debe ser motivo de enojo, sino una oportunidad para practicar la empatía y la compasión. Muchas veces, los insultos provienen de la ignorancia o la frustración de la otra persona, y responder con amabilidad puede desarmar incluso las críticas más agresivas.

Nuestras vidas están llenas de interacciones sociales, y en algunas de ellas, lamentablemente, nos encontramos con personas que recurren a los insultos y las críticas destructivas para intentar lastimarnos o menoscabarnos. Estas situaciones pueden ser emocionalmente desgastantes y, si no aprendemos a manejarlas adecuadamente, pueden llegar a afectar nuestra autoestima y nuestro bienestar general.

A pesar de ello, es posible desarrollar algunas estrategias efectivas para transformar estos momentos incómodos y saber lidiar con los insultos sin que estos nos afecten. Mantener la calma es pieza clave, no reaccionar impulsivamente, responder inteligentemente y asertiva es importante. De esta forma neutralizamos el efecto negativo de las agresiones verbales y muchas ocasiones se logra que el agresor recapacite sobre su conducta.

En este capítulo, exploraremos diversas técnicas y enfoques que nos ayudarán a blindarnos emocionalmente frente a los insultos y las críticas destructivas. Aprenderemos a detectar los patrones de conducta de quienes recurren a estos métodos, a comprender las raíces psicológicas que los impulsan y a desarrollar respuestas efectivas que nos permitan mantener la compostura y redirigir la conversación hacia un terreno más constructivo.

Entender la dinámica de los insultos

Las críticas y los insultos destructivos por lo regular tienen como objetivo principal inhabilitar nuestra autoestima, generarnos inseguridad y desequilibrar nuestro estado emocional. Los que recurren a estas estrategias verbales lo hacen, generalmente, desde un lugar de debilidad o frustración personal, buscando arrojar sus propias inseguridades sobre los demás.

Cuando alguien nos insulta es muy importante comprender que, el problema no está en nosotros, sino en aquel o aquella que nos lanza palabras hirientes. Las limitaciones y carencias son el reflejo de las limitaciones de quienes vociferan esos insultos y no de nuestro valor como individuos.

Cuando identifiquemos estos patrones de conducta nos ayudará a no dejarnos amedrentar por los insultos de manera personal y a no quedar atrapados en la trampa de reaccionar impulsivamente, lo cual solo aumentaría el ciclo de agresión.

Cultivar la inteligencia emocional

Una pieza clave para poder enfrentar efectivamente los insultos, es desarrollar nuestra inteligencia emocional. Esto conlleva a reconocer y gestionar nuestras propias emociones, al igual que comprender las reacciones emocionales de los demás.

Cuando alguien nos insulta, es normal experimentar sentimientos de ira, indignación o frustración. A pesar de ello, si reaccionamos impulsivamente, solo vamos a alimentar más el conflicto y dándole a la otra persona lo que busca: un descontrol emocional de nuestra parte.

En cambio, si somos capaces de tomar conciencia de nuestras emociones, respiramos profundamente y mantenemos la calma, podremos responder de una manera tranquila y sin alterarnos. Esto nos permitirá desviar la conversación hacia un terreno más constructivo.

Desarrollar la empatía también es crucial en este proceso. Al intentar ponernos en el lugar de la persona que nos insulta, podemos comprender mejor sus motivaciones y responder con compasión, en lugar de caer en el juego de la agresión mutua.

Estrategias efectivas para lidiar con los insultos

Una vez que hemos entendido la dinámica de los insultos y hemos cultivado nuestra inteligencia emocional, podemos poner en práctica diversas estrategias efectivas para lidiar con estas situaciones.

Una de las técnicas más poderosas es la del "espejo". En lugar de responder con insultos o agresividad, podemos reflejar la actitud de la otra persona de una manera calmada y respetuosa. Por ejemplo, si alguien nos llama "tonto", podríamos responder con algo como: "Entiendo que te sientas así, pero me parece que tus palabras son un poco agresivas. ¿Podríamos discutir este tema de una manera más constructiva?".

Otra estrategia efectiva es la del "desvío". En vez de increparse a discutir acaloradamente sobre los insultos, podemos desviar la conversación hacia un tema menos candente.

Por ejemplo, si alguien nos insultase de ser incompetentes, podríamos contestar: Creo que hay algunas cosas que puedo mejorar, pero sería más conveniente e ideal que le encontrásemos una solución al problema. ¿Tienes alguna idea en mente?

Es muy importante establecer acotamientos claros y firmes. Si la persona continúa con los insultos y las críticas destructivas, no debemos dudar en cortar la conversación o alejarnos de la situación. Podemos decir algo como: "Lamento que no podamos tener una discusión respetuosa. Creo que es mejor que retomemos este tema en otro momento, cuando ambos estemos más calmados".

Aplicar la empatía estratégica puedes ser muy útil en algunos casos. una vez más, en vez de responder con agresividad podemos tratar de entender los motivos que le están acorralando a actuar de esa manera y ofrecerles algún tipo de ayuda. Pudiéramos decirle: Entiendo tu frustración y molestia, pero creo que podemos encontrar la solución a este problema si lo discutimos con calma. ¿Qué te parece si buscamos una forma de llegar a un acuerdo?

En conclusión, es importante recordar que no todos los insultos merecen una respuesta. En algunas ocasiones, la mejor estrategia puede ser simplemente ignorarlos y no darles más importancia de la que tienen. Así mantendremos la compostura y caeremos en provocaciones que solo nos desgastaría emocionalmente.

Construir un escudo emocional

Es esencial construir un escudo emocional que nos proteja a largo plazo, además de desarrollar estrategias específicas para poder lidiar con los insultos. Laborar en nuestra autoestima es primordial, al igual que en la seguridad personal y nuestra habilidad para no dejarnos afectar por las críticas destructivas.

Una de las formas más efectivas de confrontar esta situación es cultivar una sólida comprensión de nuestro propio valor y de nuestras fortalezas como persona. Al tener una imagen clara y positiva de nuestra esencia personal, nos resulta más difícil que los insultos y las críticas logren erosionar nuestra confianza.

De igual modo, es muy importante el desarrollo de destrezas de comunicación asertivas y de determinación constructiva de pugnas. Sin agresividad y sin caer en la impasibilidad se nos permite que expresemos nuestros sentimientos y pensamientos de forma cortés.

Como conclusión, va a ser muy importante cuidar de nuestra salud tanto mental como emocional a través de rutinas de cuidado personal, como el meditar, el ejercicio físico, el contacto con la naturaleza y el dedicar tiempo a actividades que nos proporcionen satisfacción personal y bienestar.

Cuando contamos con un escudo sólido emocional, los insultos y las críticas destructivas pierden gran parte de su poder para afectarnos. Podemos mantener la calma, responder de manera efectiva e incluso lograr que la otra persona recapacite sobre su conducta.

Al tomarte personalmente los insultos de otros, empiezas a atraer una legión de malestares, pero cuando los logras ignorar le dejas los malestares a la persona que los pronunció.

En conclusión: Estratégicamente para poder hacerle frente a las criticas destructivas y los insultos, se requiere un encauzamiento integral que pueda lograr implementar estrategias de comunicación eficientes, inteligencia emocional, y construir un escudo emocional sólido. A través del tiempo y la práctica lograremos transformar inmediatamente esos momentos de bochorno en oportunidades de crecimiento personal y una autoestima fortalecida.

Capítulo 15

La ley inmutable de causa y efecto

Existe una verdad fundamental que debemos comprender profundamente: lo hecho, hecho está. Ante esta verdad, cualquier cosa que hayamos hecho en el pasado, no se puede revertir. Es una realidad de consecuencias inevitables que deberemos enfrentar por el comportamiento y las decisiones que fueron tomadas. Así que, en vez de sucumbir ante el remordimiento de lo acaecido, es más recomendable ceñirse la ropa y hacerles frente a las repercusiones que traerá consigo. Todos tendremos que dar cuentas por nuestros actos, debemos asumir responsabilidad por ello, tarde o temprano uno a uno seremos llevados a la silla de los acusados y ser juzgados en acorde a lo que hicimos.

Se la conoce como la Ley del Karma. Es la ley que ajusta el efecto a su causa, asegurando que todo lo bueno o malo que hemos hecho en esta existencia traerá inevitablemente consecuencias positivas o negativas, ya sea en esta vida o en las siguientes si es que hubiere alguna. Es un principio universal de justicia y equilibrio que rige nuestras vidas.

Al percatarnos de que nuestras decisiones y comportamientos del pasado son inamovibles, podemos sentirnos abrumados o incluso paralizados. Sin embargo, es en ese momento cuando se presenta una oportunidad crucial para el crecimiento personal: la aceptación de las consecuencias.

La ley del karma nos ofrece un "menú" de resultados, que hemos ido construyendo a través de nuestro comportamiento, proceder y la forma en que hemos vivido los momentos de nuestra vida. Nuestras decisiones, actitudes y acciones han ido moldeando este "menú" de consecuencias, que ahora debemos enfrentar.

Estas consecuencias no pueden ser evitadas, solo enfrentadas con la mayor integridad y fortaleza posibles. Aunque es imposible cambiar lo que ya ocurrió, si contamos con la opción y el poder de elección en cómo vamos a responder a ello.

Como un acto de valentía y autodeterminación debemos aceptar las consecuencias de nuestras acciones pasadas. Esto implica dejar atrás radicalmente el lamento y el arrepentimiento estéril para abrazar la responsabilidad de nuestras acciones. Sólo a través de este proceso alcanzaremos a liberarnos del peso de culpabilidad por lo que habríamos hecho.

Cuando confrontamos honesta y determinantemente las consecuencias de nuestras acciones, nos convertimos en artífices de nuestro destino. Dejamos de ser víctimas de un pasado incambiable, y nos convertimos en arduos restauradores de nuestro futuro.

No es una tarea fácil. Enfrentar las repercusiones de nuestras decisiones pasadas puede ser doloroso y desafiante. A pesar de ello, es en ese proceso de aceptación y asunción de responsabilidad donde encontramos la oportunidad de transformación y crecimiento.

Al aceptar lo que ha sido y no puede ser revertido, liberamos espacio para concentrarnos en el presente y en las elecciones que podemos hacer ahora. Lejos de sentirnos atrapados en un pasado inmutable, nos empoderamos para dar forma a nuestro destino futuro.

La ley de la Inmutabilidad de Nuestras Acciones es una verdad fundamental de la existencia. Aceptarla y aprender a vivir con ella es un reto que nos invita a cultivar la responsabilidad, la fortaleza y la determinación. Solo así podremos resurgir transformados, listos para enfrentar con valentía los desafíos que se presenten en nuestro camino.

En la parte siguiente de este capítulo, es donde nos adentraremos en una de las faltas más comunes que puede cometerse dentro del matrimonio: *el adulterio*. Lamentablemente, esta es una situación que ocurre con demasiada frecuencia en muchas relaciones, donde el divorcio se convierte en la primera opción para remediar lo ocurrido.

Sin embargo, el divorcio deja profundas secuelas que pueden dañar a muchos a parte de los involucrados, especialmente a los hijos. Antes de tomar una decisión tan drástica, es importante explorar la posibilidad de reconstruir la relación, siempre y cuando ambas partes estén sinceramente arrepentidas y comprometidas con el proceso de restauración.

Veamos:

Las Consecuencias del Adulterio y el Menú del Karma

La terrible devastación conyugal que causa el adulterio tiene repercusiones más allá de los directamente involucrados. Las secuelas pueden ser profundas y duraderas, causando efectos desagradables a todo el núcleo familiar y social inmediato. Así mismo el adulterio es una de las acciones más desgarradoras que una persona puede cometer en el contexto de una relación de pareja.

Al cometer adulterio, la persona está traicionando el pacto ante el altar, la confianza y la intimidad que se supone debe existir entre pareja. Es un acto que destruye los cimientos del pacto, dejando heridas emocionales que pueden tardar mucho tiempo en sanar, si es que alguna vez lo hacen por completo.

Desde la perspectiva de la Ley del Karma, el adulterio es una acción que tendrá inevitables consecuencias, tarde o temprano o un poquito después. El "menú" que el karma ofrece en estos casos suele incluir:

Pérdida de confianza: La pareja traicionada puede entrar en un estado de desconfianza profunda, no solo hacia su pareja, sino hacia las relaciones en general. Esto puede afectar seriamente la capacidad de volver a abrirse y confiar en alguien.

Dolor emocional: El engaño suele desencadenar una profunda herida emocional, caracterizada por sentimientos de traición, baja autoestima, ira, tristeza y un profundo sentimiento de pérdida. Sanar estas heridas puede ser un proceso lento y doloroso.

Rupturas familiares: El adulterio a menudo conduce a la separación o el divorcio, trastocando la dinámica familiar y dejando a los hijos, si los hay, en una situación de inestabilidad y sufrimiento.

Problemas de salud: El estrés y la angustia provocados por el adulterio pueden derivar en problemas físicos, como trastornos del sueño, problemas digestivos, dolores de cabeza, entre otros.

Dificultad para establecer nuevas relaciones: La persona que cometió el adulterio puede enfrentar serias dificultades para establecer nuevas relaciones de pareja en el futuro, debido a la desconfianza y el estigma social que a menudo acompaña este tipo de actos.

Sin embargo, en algo tan desgarrador, que se cree imposible de resolver a favor de la familia y los hijos, hay una luz que brilla al final del túnel de la desesperación y el abismo del no saber que hacer al respecto. Veamos dos puntos muy importantes que están involucrados dentro de esta institución que es el matrimonio.

En primer lugar. El creador de la institución del Matrimonio habla así para poder restaurar la unión matrimonial después de una falla si es que hubiere un aliciente de querer empezar de cero otra vez.

Él dice:

Mis hijos, cuando el pecado del adulterio ha corrompido los sagrados votos de vuestra unión, no os sintáis condenados, pues mi misericordia es infinita. Aunque hayáis cometido una grave falta, si ambos están arrepentidos y con sincero deseo de reconstruir vuestra relación, entonces existe la oportunidad de sanar las heridas y rehacer vuestras vidas en matrimonio.

Para emprender este camino de restauración, es fundamental que os expreséis con total sinceridad y os comportéis con absoluta honestidad. Aquél que se siente traicionado debe ser escuchado con compasión, pues es preciso que reconozcáis el daño causado y su malestar. Solo así podréis comprometeros plenamente a repararlo.

No os engañéis, este no será un camino fácil, pues la traición deja profundas cicatrices en el corazón. Pero si ambos están dispuestos a entregarse con humildad y determinación, si están dispuestos a perdonar y a ser perdonados, entonces nada será imposible para vosotros.

Confiad en que, si actuáis con el espíritu de restauración y con la convicción de que vuestro amor puede resurgir más fuerte que antes, yo estaré con vosotros en cada paso del camino. Permitid que mi luz ilumine vuestra senda y que mi guía os conduzca a la reconciliación y a la renovación de vuestros votos.

Hijos míos, no os rindáis, pues una relación que ha sido profanada puede ser sanada si hay sincero arrepentimiento y un compromiso inquebrantable por reconstruir la confianza y la intimidad. Confiad en que, con mi ayuda, podréis alcanzar la redención y la paz que tanto anheláis.

Las instituciones legales y responsabilidades sociales lo dicen así:

Restablecer un matrimonio después de cometer adulterio no es una tarea sencilla para ambas partes, hay dolor y mucha desconfianza, pero con determinación y un compromiso indeclinable, es posible sanar las heridas y restaurar la confianza.

En primer lugar y lo más esencial es que ambos se expresen con total sinceridad y se comporten con absoluta honestidad. Ocultar o mentir solo prolongará el sufrimiento y la desconfianza. Deben estar dispuestos a abrirse y revelar todo lo que ocurrió, por doloroso que sea.

Es crucial que escuchen con compasión a la parte que se siente más traicionada. Deben reconocer plenamente el daño que han causado y el malestar que sus acciones han generado. Solo de esa manera podrán entender la profundidad del sufrimiento que causaron.

Al asumir la responsabilidad por sus actos, ambos deben comprometerse de corazón a reparar el vínculo. Esto demandará mucha paciencia, humildad y una determinación inquebrantable por reconstruir la confianza y la intimidad.

El camino no va a ser fácil, las heridas del adulterio suelen ser profundas y dolorosas. Habrá momentos de duda, de ira y de tristeza. Pero si persisten con coraje y mantienen viva la llama del amor, lograrán superar estos obstáculos.

No deben olvidar que no navegan solos en esta travesía. Busquen ayuda terapéutica si es necesario, grupos de apoyo y sobre todo, confíen en que, con esfuerzo y dedicación, podrán rehacer sus vidas de matrimonio.

El camino de la reconciliación después del adulterio es muy escabroso, pero si ambos están dispuestos a entregarse con sinceridad y a perdonar con generosidad, entonces nada les será imposible. Perseveren, y verán cómo su relación puede florecer de nuevo, más fuerte y más profunda que nunca.

Sin embargo, conociendo la gravedad de la falta del adulterio en el matrimonio, es importantísimo recalcar que, a pesar de la destrucción inicial que pudo causar la familia se puede recuperar, siempre y cuando ambas partes estén dispuestas a comprometerse con el proceso de restauración.

Debemos tener presente que el objetivo de fuerzas negativas es destruir y disolver el núcleo familiar, pues es el pilar fundamental de la sociedad. Al desintegrar la familia, se abre la puerta a la descomposición de la misma humanidad.

Por lo tanto, cuando una pareja enfrenta la infidelidad, no deben rendirse ante la aparente imposibilidad de sanar la relación. Si ambos manifiestan un sincero arrepentimiento y un compromiso inquebrantable, existe la posibilidad de reconstruir la confianza y restablecer los cimientos del hogar.

El Poder Transformador del Buen Karma

En la vida, tal y como la concebimos, no solo las acciones hostiles dejan sus desgarradoras huellas en nuestras vidas, sino también aquellas buenas obras lo hacen. Es una verdad profunda que debemos comprender y adoptar para poder crear el tipo de futuro que anhelamos.

Constantemente, nuestro enfoque único, se centra en evitar los malos actos, creyendo que con eso basta para tener una vida plena y satisfactoria. Sin embargo, la Ley del Karma nos revela una verdad más sutil y poderosa: la importancia de cultivar una energía positiva, buenas vibras ante la vida y acciones que sumen, tanto para nosotros como para los demás.

Cuando abrazamos esta óptica, nos damos cuenta de que no basta con simplemente abstenernos de hacer el mal. Para cosechar los frutos de un karma positivo, debemos ir más allá y convertir nuestras vidas en un constante acto de creación, de generosidad y de servicio a los demás.

El fruto de una energía positiva significa ir más allá de la mera ausencia de pensamientos y emociones negativas. Es una actitud proactiva de gratitud, esperanza y fe en el proceso de la vida. Es una manera de adaptarnos al mundo que irradia luz y contagia a quienes nos rodean.

Las buenas vibras ante la vida se manifiestan en una disposición serena, abierta y conducente a las oportunidades que se presentan. Es una actitud de curiosidad y asombro, una celebración de la belleza y la riqueza que la existencia nos ofrece en cada momento.

Pero, posiblemente lo más importante de todo son las acciones valiosas que suman y no restan, ni a nosotros ni a los demás. Son semillas que plantamos en la huerta de nuestras vidas, que germinarán y florecerán en formas que ni siquiera podemos imaginar.

Cuando nuestro comportamiento es compasivo, generoso y orientado al bien común, estamos en acorde con los alineamientos de vida que se inclinan a una corriente de energía positiva que trasciende los límites de nuestro ser individual y se conecta con el flujo de abundancia universal, que luego nos en forma de bendiciones, oportunidades y momentos de profunda satisfacción.

Debemos adoptar el proceso de cultivar una energía positiva, de abrazar las buenas vibras ante la vida y de generar acciones que sumen y enriquezcan a todos los involucrados. Por ningún motivo esto debe ser objeto de negación o pasar por alto las dificultades y desafíos que inevitablemente surgen en el camino. Todo el propósito de este proceso se afianza en el desarrollo de confrontar esos obstáculos con confianza, calma y una determinación inexpugnable de transformarlos en oportunidades de crecimiento.

Al comprometernos a vivir de acuerdo con estos principios, nos convertimos en creadores de nuestro propio destino.

Ya no seremos más víctimas de un karma negativo y nos instauramos como creadores de un legado de transformación, de luz y de bondad, que irán siempre con nosotros por doquiera que vayamos. Este es el poder transformador del buen karma. Es una invitación a ir más allá de los límites de lo que creíamos posible y a convertirnos en innovador de cambio, no solo para nuestra persona sino para todo aquel que se encuentre en nuestro entorno. Hay que recibirlo con mucha determinación y vamos a ver cómo nuestras vidas se expanden en direcciones inimaginables.

Capítulo 16

El poder sanador del perdón

Un acto exclusivo de nuestra condición humana es el equivocarnos constantemente. Desde que nacemos empieza una constante de tropiezos, errores y la toma de decisiones equivocadas se convierten en una parte inevitable del curso de nuestra vida. A pesar de ello, la falta o ausencia de errores no es lo que nos caracteriza, sino cómo vamos a confrontarlos.

Es inevitable que en el trayecto de nuestras vidas habremos de enfrentar situaciones de malentendidos, situaciones desgarradoras, traiciones y hasta conmociones profundas causadas por alguien más o por causas ajenas y fuera de nuestro control. Estas situaciones negativas pueden anclarnos en un ciclo de amargura, resentimiento y hasta deseos de venganza si no los atendemos de una forma consciente.

Sin embargo, al rehusarnos a perdonar y liberar esas cargas emocionales, sólo terminamos dañándonos más a nosotros mismos. El perdón no es una debilidad, sino un profundo acto de autodescubrimiento, valentía y evolución personal que nos permite sanar heridas, recuperar nuestra paz interior y abrirnos a una vida más plena.

Este capítulo vamos a explorar los poderosos beneficios del perdón, tanto a nivel emocional como espiritual. Aprenderemos a aceptar los hechos, soltar el sufrimiento innecesario y transitar el viaje sanador del perdón a nuestro propio paso, respetando que es un proceso íntimo y personal diferente para cada individuo.

Los Costos Emocionales de No Perdonar

Cuando nos aferramos al dolor, ira y resentimiento por una ofensa o experiencia angustiante, pagamos un alto precio emocional. No perdonar mantiene esas emociones negativas atadas a nosotros, contaminando nuestra existencia diaria. Algunos de los costos incluyen:

Estrés crónico y ansiedad

Al revivir constantemente los recuerdos dolorosos, mantenemos nuestro cuerpo en un estado perpetuo de "lucha o huida", desgastando nuestra salud mental y física.

Depresión y desesperanza

Encerrarnos en un ciclo de amargura y victimización erosiona nuestro ánimo y perspectiva sobre la vida, llevándonos a un estado depresivo y desmotivado.

Bajos niveles de autoestima

Cuando no podemos perdonar, tendemos a asumir un rol de víctima permanente que daña nuestra imagen y creencias sobre nosotros mismos.

Problemas interpersonales

La falta de perdón envenena nuestras relaciones actuales al proyectar resentimientos pasados, generando más conflicto y desconexión.

Autocompasión limitada

Perdonarnos a nosotros mismos se vuelve casi imposible cuando cargamos tanto rencor por errores pasados de otros hacia nosotros.

Estancamiento personal

Al estar constantemente anclados en el pasado, nos cegamos a las oportunidades presentes y futuras para evolucionar y crecer.

En resumen, aferrarnos al dolor por demasiado tiempo limita profundamente nuestra capacidad de vivir una vida plena, alegre y en paz. El perdón es un acto de autosanación que nos permite liberarnos de estas cargas pesadas.

Entendiendo la Aceptación

Para poder perdonar, primero debemos llegar a un punto de aceptación de lo que ocurrió. Esto no significa justificar o minimizar los hechos dolorosos, sino comprender que no podemos cambiar el pasado y rehusarnos a seguir siendo víctimas de esos eventos.

La aceptación implica:

Validar y procesar plenamente las emociones negativas como ira, tristeza, miedo, etc. En lugar de reprimirlas.

Responsabilizarnos sólo por nuestras propias acciones y dejar de culpar o controlar lo que hicieron otros.

Soltar las fantasías e ilusiones de que "debió haber sido diferente" y hacer las paces con la realidad tal cual ocurrió.

Tener compasión por el sufrimiento humano, incluyendo el de aquellos que nos lastimaron, sin justificar sus acciones.

Aceptar con humildad que no tenemos todas las respuestas y que ciertas cosas permanecerán sin resolverse del todo. La aceptación es un proceso arduo, pero al integrarlo en nuestro ser, nos permite finalmente dejar ir el inmenso desgaste emocional de resistirnos al pasado. Es un paso vital hacia abrirnos al perdón sanador.

¿Qué debo hacer para perdonar?

Perdonar es un proceso emocional y personal que puede ser desafiante, pero también muy liberador. Aquí hay algunos pasos que puedes considerar para ayudarte a perdonar:

1.- Reconoce tus sentimientos: Es importante reconocer y validar tus propios sentimientos de dolor, ira o traición. Permítete sentir y procesar estas emociones antes de comenzar el proceso de perdón.

2.- Comprende el impacto del resentimiento: El resentimiento y la falta de perdón pueden afectar negativamente tu bienestar emocional, mental y físico. Reconoce que perdonar no significa justificar las acciones de la otra persona, sino liberarte de la carga emocional que llevas contigo.

3.- Practica la empatía: Intenta ponerse en el lugar de la otra persona y tratar de comprender sus motivaciones o circunstancias. Esto no justifica sus acciones, pero puede ayudarte a desarrollar una comprensión más amplia de la situación.

4.- Considera la comunicación: En algunos casos, puede ser útil expresar tus sentimientos a la otra persona involucrada. Sin embargo, esto debe hacerse con cuidado y solo si te sientes seguro y preparado para ello. No todas las situaciones requieren una conversación directa, y puede ser suficiente trabajar en el perdón internamente.

5.- Acepta el perdón como un proceso gradual: Perdonar puede llevar tiempo y esfuerzo. No esperes perdonar de la noche a la mañana. Permítete avanzar a tu propio ritmo y sé amable contigo mismo en el proceso.

6.- Cultiva el auto-perdón: A veces, el perdón también implica perdonarse a uno mismo por errores o decisiones pasadas. Reconoce que todos somos humanos y estamos sujetos a cometer errores. Aprende de esas experiencias y comprométete a crecer y cambiar.

Suelta la negatividad: Una vez que hayas trabajado en el perdón, es importante dejar ir la negatividad asociada con la situación. Esto puede implicar liberar resentimientos, rencores y pensamientos negativos recurrentes. La práctica de la meditación, la escritura o el ejercicio pueden ayudarte a dejar ir emociones no deseadas.

Recuerda que el perdón es un proceso personal y único para cada individuo. No hay una fórmula mágica, y cada situación puede requerir enfoques diferentes. Si encuentras dificultades para perdonar por tu cuenta, considera buscar apoyo adicional de un terapeuta o consejero.

¿Por qué perdonar?

El perdón es un tema complejo y personal, y las razones para perdonar pueden variar según las circunstancias y las creencias individuales. Aquí hay algunas razones por las que algunas personas consideran importante perdonar:

1.- Liberación emocional: El perdón puede liberarte de la carga emocional negativa que llevas dentro. Al perdonar, puedes dejar de lado sentimientos como la ira, el resentimiento y el rencor, lo que te permite experimentar emociones más positivas y una mayor paz interior.

2.- Bienestar personal: El perdón está relacionado con el bienestar personal. Al liberarte del peso del resentimiento y la amargura, puedes mejorar tu salud física y emocional. El perdón te permite concentrarte en el presente y en tu propio crecimiento en lugar de aferrarte al pasado.

3.- Relaciones sanas: El perdón puede ayudar a mantener y fortalecer las relaciones personales. Si perdonas a alguien, puedes reconstruir la confianza y restaurar la conexión con esa persona. Además, el perdón promueve una comunicación abierta y honesta, lo que puede conducir a relaciones más saludables y satisfactorias.

4.- Crecimiento personal: Perdonar puede ser un proceso de crecimiento personal y desarrollo espiritual. A través del perdón, puedes desarrollar la compasión, la empatía y la aceptación, lo que te permite avanzar en tu camino de autorreflexión y autotrascendencia.

5.- Auto liberación: El perdón puede ser un acto de auto liberación también. Cuando perdonamos a alguien, no estamos justificando sus viles acciones, sino que estás liberándote a ti mismo de la negatividad que esas acciones han causado en tu vida. El perdón te va a permitir soltarte del control que esa persona tiene sobre ti y te incentivará para tomar decisiones que beneficien tu propio bienestar.

Al pedir perdón estamos reconociendo y asumiendo la responsabilidad de nuestras faltas, es un acto de madurez y humildad. Al despojarnos del orgullo y el ego mostramos síntomas de arrepentimiento y fuerza para enfrentar el impacto y la realidad de nuestras acciones.

Al ejercer el acto del perdón, es considerado como una virtud noble del ser humano. No solo alivia la carga de resentimiento y rencor del afectado, sino que también nos libera a nosotros mismos. de tal forma obtenemos acceso a la oportunidad de acceder hacia un futuro más saludable y poner el pasado en el olvido.

El perdón tiene una función reciproca, disculparse y pedir perdón no solo es para uno mismo, sino que también debemos perdonar a los que nos ofenden. Es comprensión mutua y empatía, un intercambio de responsabilidades que fortalecerá nuestras relaciones más profundas y significativas como seres humanos. Además, el perdón no significa olvidar. El pasado no se va a borrar con tan solo aceptarlo y reconocerlo, sino que debemos aprender también de él. Es una gran oportunidad de reflexión sobre nuestras acciones, comprender las consecuencias de estas y comprometernos a crecer y mejorar como individuos.

Es muy importante tener en cuenta que el perdón es un proceso personal lento y no todos pueden o quieren perdonar. Algunas experiencias pueden ser extremadamente dolorosas y el perdón puede llevar tiempo. Cada persona tiene derecho a procesar sus emociones y decidir cuándo y si está lista para perdonar.

Capítulo 17

El poder de la autodisciplina y el control emocional

La autodisciplina y el control emocional pueden transformar nuestras vidas de modo profundo ya que son habilidades muy fundamentales. Estas habilidades nos dan acceso a una travesía más efectiva a la hora de encontrar desafíos y tentaciones. Vamos a explorar detalladamente la autodisciplina y el control emocional en este capítulo. Analizaremos las ópticas de destacados profesionales como: psicólogos, líderes espirituales y filósofos. Descubriremos que estas habilidades contienen numerosos beneficios a la salud física y mental, al sentido de bienestar y productividad, al igual que las relaciones con los demás. Por otro lado, utilizaremos algunas estrategias prácticas para nuestro fortalecimiento que nos ayudarán a convertirlas en poderosas herramientas de uso diario.

A lo largo de la historia, diversas escuelas de pensamiento han explorado en profundidad la naturaleza y el valor de la autodisciplina y el control emocional. Empecemos por analizar las ideas de prominentes psicólogos y filósofos sobre estos temas.

Sigmund Freud, el reconocido fundador del psicoanálisis, hizo importantes contribuciones a la comprensión de la autodisciplina y el control emocional desde la perspectiva psicoanalítica.

Según Freud, la psique humana se compone de tres estructuras principales: el ello, el yo y el superyó.

El ELLO representa los impulsos, deseos y motivaciones más primitivos del inconsciente, se rige por el principio del placer y busca satisfacer sus deseos e impulsos de manera rápida y directa, sin considerar la lógica o las restricciones morales. El YO es la parte racional y ejecutiva de la personalidad, el Yo nos enfoca a pensar en las consecuencias de nuestra conducta, es el encargado de mediar entre las demandas del ello y las restricciones de la realidad externa. Y el SUPERYÓ actúa como una especie de "conciencia moral", es la parte crítica y moralmente correcta de la personalidad que impone normas y estándares.

Freud consideraba que la auto disciplina surge de la capacidad del yo para controlar y canalizar los impulsos del ello de una manera socialmente aceptable. En su teoría, el yo tiene la crucial tarea de ejercer control sobre los deseos primarios, a fin de mantener un equilibrio entre la satisfacción individual y las demandas del mundo exterior.

En este sentido, Freud veía este concepto (la auto disciplina) como el resultado de un proceso de socialización y desarrollo del yo. A medida que el individuo madura, el YO se fortalece y adquiere mayor autonomía para regular los impulsos del ello, evitando así comportamientos des adaptativos o perjudiciales.

Freud afirmaba que la capacidad del YO de modular y canalizar adecuadamente las emociones iba en asociación con el control emocional. El creía que, por medio de múltiples mecanismos de defensa psicológicos, nos podemos proteger de emociones apabullantes e intensas, soslayando así una desorganización total de la personalidad.

Freud planteo siempre que el desarrollo del control emocional debe ser la capacidad crucial para el bienestar psicológico. Si el YO logra dominar y de manera apropiada expresa las emociones, el riesgo de que hay problemas mentales o surjan síntomas neuróticos se reducirá.

Freud enfatizaba en la visión que tenía sobre que la autodisciplina y el control emocional cómo habilidades fundamentales iban a resurgir en el fortalecimiento y maduración del YO. Recordando que el YO es la parte racional y ejecutiva de la personalidad. A su vez, Freud decía que estas capacidades regularizan nuestros impulsos y emociones de tal manera que nos ayuda en adaptarnos de forma efectiva a las demandas del mundo externo.

Por otra parte, *B.F Skinner* psicólogo conductista resalta el papel importantísimo de los refuerzos y las consecuencias al moldear la conducta auto disciplinaria. B.F Skinner sostenía que la vinculación con algunos comportamientos recompensados positivamente, se pueden fortalecer hábitos de autodominio que se automatizan de manera consustancial.

Albert Bandura psicólogo canadiense-estadounidense. Creía que desde una perspectiva humanista el concepto de auto eficacia es bueno aplicarlo, es concepto conocido como "creencia propia sobre la capacidad que tenemos para ejercer control sobre nuestras acciones. *Bandura* menciona que para alcanzar nuestras metas es necesario cultivar una fuerte sensación de auto eficacia ya que es clave para el desarrollo de la auto disciplina.

Por otro lado, la psicóloga española *Marian Rojas Estapé*, conocida por sus libros de psicología y desarrollo personal, también ha enfatizado la importancia de la autodisciplina y el control emocional en sus enseñanzas. Marian enseña que la auto disciplina es muy importante para poder lograr el éxito y la felicidad en la vida. En el libro "Cómo hacer que te pasen cosas buenas", de Rojas Estapé afirma que: "La auto disciplina es la capacidad de hacer lo que tienes que hacer, cuando tienes que hacerlo, aunque no tengas ganas. Siendo esta una habilidad muy importante, ya que nos permite alcanzar objetivos claros y vivir razonablemente.

Rojas Estapé hace énfasis en que la auto disciplina es esencial para superar la postergación, nos permite resistir las tentaciones, superar la procrastinación y mantener el enfoque en nuestras metas a largo plazo. Ella dice que de tal manera le da sentido de control sobre nuestras vidas siendo de gran ayuda para convertirnos en una mejor versión propia.

En cuanto al control emocional, **Marian Rojas Estapé** lo considera una destreza fundamental para el bienestar emocional. En su libro "Adultos fuertes, niños seguros", ella expone:

"Aprender a regular nuestras emociones es un proceso que requiere práctica, pero que nos brinda una gran recompensa: la capacidad de responder de una manera más adaptativa a las situaciones de la vida, sin dejarnos arrollar por impulsos o reacciones sin control".

Rojas Estapé afirma que el control emocional nos ayuda a tomar decisiones más conscientes, mantener relaciones saludables y evitar conflictos innecesarios. Recomienda a su vez las técnicas de respiración utilizando el diafragma, la auto compasión y la reconstrucción cognitiva para desarrollar esta habilidad.

La auto disciplina y el control emocional son dos capacidades de refuerzo mutuo afirma Rojas Estapé. Al lograr regularnos a nosotros mismos, a nivel de conducta como emocional, vamos a poder ser más eficaces en la consecución de los desafíos de la vida y en la gestión de nuestros objetivos de la vida.

En conclusión, ***Marian Rojas Estapé*** *dice que la auto disciplina y el control emocional son herramientas necesarias para el crecimiento personal, el éxito y el bienestar integral. Ella enfatiza la importancia de cultivar estas habilidades a través de la práctica constante y el desarrollo de estrategias concretas.*

Cuando vamos un poco más allá del campo de la psicología, encontramos que la filosofía estoica ofrece una profunda visión sobre la práctica de la auto disciplina y el manejo de las emociones. En la antigua Grecia y Romana, los filósofos estoicos daban una clara y significativa importancia a la auto disciplina y a el control emocional al ser considerados como eje central de la ética de visión que tenían del mundo.

En este pensamiento estoico se considera una virtud cardinal la capacidad de autodominio. Los estoicos basaban sus creencias en que el verdadero control residía dentro en las habilidades que poseemos para controlar nuestras propias reacciones y juicios y no en controlar las reacciones externas.

Según la creencia de los estoicos, ellos veían que para alcanzar la tranquilidad y la felicidad la clave radicaba en la distinción de lo que está bajo nuestro control y de lo que fuera de nuestro alcance. Epicteto, uno de los principales exponentes del estoicismo, afirmaba:

"Las cosas que están bajo nuestro control son todos nuestros juicios, impulsos, deseos, aversiones, en sí, todo lo que es de nuestra propia elaboración. Las cosas que no están bajo nuestro control son el cuerpo, los bienes, la reputación, los cargos públicos, en pocas palabras, todo lo que no es de nuestro propio producto."

De esta manera entendemos que los estoicos ponen énfasis en concentrarnos en controlar nuestras propias decisiones y reacciones, en lugar de intentar manejar los eventos y las respuestas impredecibles de los demás, que están fuera de nuestro control.

El emperador y estoico de Roma, *Marco Aurelio*, alentaba a sus seguidores a desarrollar una actitud de firmeza interior y auto control, incluso ante las más desafiantes de las adversidades:

"Si hay algo que te altera, la causa no está en lo que te altera, sino en la forma como lo interpretas. Así que podrías eliminar este juicio en este mismo momento, ya que está en tu poder hacerlo.

"Para los estoicos, la auto disciplina y la capacidad de mantener la calma y la serenidad mental, incluso en medio de la tormenta, eran elementos clave para alcanzar la eudaimonía, es decir, la felicidad y el florecimiento humano en su forma más completa. Yendo más allá del placer momentáneo.

A través del ejercicio del autocontrol constante, los estoicos creían que nosotros los seres humanos podríamos liberarnos de la tiranía de las pasiones y las emociones perturbadoras, permitiéndonos vivir de acuerdo con la razón y la virtud.

Y para así poder lograr sabiduría, serenidad y una vida auténticamente virtuosa, ya que la filosofía estoica apuntala la importancia fundamental de la autodisciplina y el control emocional. Por lo tanto, estas ideas han influenciado de manera profunda al pensamiento occidental para el desarrollo personal y el florecimiento humano.

En los sesenta y seis libros del libro de libros, la Biblia, encontramos innumerables pasajes que nos exhortan a la moderación, la paciencia y el autocontrol. Asimismo, otras tradiciones religiosas hacen énfasis sobre la importancia de la disciplina emocional y mental.

Por ejemplo: El líder espiritual tibetano, extensamente ha enseñado sobre la importancia del control emocional. El asegura que el desarrollo de la capacidad de regular emociones propias es clave para alcanzar plenamente la felicidad. Si no podemos controlar nuestras emociones, ellas llegarán a controlarnos, dice él. Ahora bien, practicando la meditación y el desarrollo de la compasión, encontraremos un equilibrio para nuestra razón y nuestras emociones, lo cual nos dará una mayor fortaleza y obtendremos estabilidad interior.

La reconocida autora y mentora **Louise Hay** ha enfatizado que la autodisciplina comienza con el dominio de nuestros pensamientos y creencias. Ella enseña que al reemplazar los pensamientos limitantes y negativos por afirmaciones positivas y empoderadoras, podemos transformar profundamente nuestras vidas. Según Hay, "La autodisciplina es la habilidad de controlar nuestros pensamientos y emociones, en lugar de que ellos nos controlen a nosotros". Al cultivar esta disciplina mental, podemos alinear nuestra mente con nuestros más profundos deseos y alcanzar un mayor bienestar.

Se ha puesto de relieve el papel fundamental que desempeña la autodisciplina en la manifestación de nuestros sueños a través de la Ley de la Atracción con responsabilidad y propósito. Se enfatiza que para atraer lo que deseamos, debemos primero lograr el dominio de nuestros pensamientos, emociones y acciones. "*La autodisciplina y el propósito son el secreto para obtener todo lo que quieres en la vida*". Al cultivar hábitos, pensamientos y sentimientos positivos de manera consistente, podemos crear las condiciones óptimas para atraer la abundancia y la felicidad a nuestras vidas.

Estas voces destacadas coinciden en señalar que la autodisciplina y el control emocional son herramientas poderosas que nos permiten alcanzar la libertad interior, la estabilidad y el logro de nuestros objetivos más significativos.

Al integrar las enseñanzas de estos líderes espirituales y expertos en desarrollo personal, podemos fortalecer nuestra capacidad de gobernar nuestras propias vidas con sabiduría y determinación.

Por último, dentro del ámbito del desarrollo personal, autora como **Louise Hay** *ha resaltado el papel de la autodisciplina y el control emocional en la manifestación de nuestros más profundos deseos.*

Según la Ley de la Atracción, cuando logramos dominar nuestros pensamientos y emociones, somos capaces de atraer a nuestras vidas las experiencias y oportunidades que más anhelamos y que traerán felicidad y no tristeza.

Los Beneficios de la Autodisciplina

La autodisciplina y el control emocional nos brindan una amplia gama de beneficios que impactan positivamente diversos aspectos de nuestra vida. Exploremos algunos de los efectos más destacados:

• *Mejora en la salud física y mental*

Diversas investigaciones han demostrado que las personas con mayor autodisciplina tienden a tener hábitos más saludables, como una alimentación equilibrada, ejercicio regular y sueño adecuado. Esto se traduce en una mejor salud física, con menor riesgo de enfermedades crónicas. Además, el autocontrol emocional se ha asociado con una menor incidencia de problemas como ansiedad, depresión y estrés, lo que contribuye a una mejor salud mental y bienestar general.

• *Mayor productividad y logro de metas*

Cuando somos capaces de regular nuestros impulsos y mantener el enfoque, podemos ser mucho más efectivos en la consecución de nuestros objetivos. La autodisciplina nos ayuda a resistir tentaciones, persistir ante los obstáculos y dedicar el tiempo y esfuerzo necesarios para alcanzar el éxito. Esto se ve reflejado en un aumento tangible de nuestra productividad y capacidad de lograr las metas que nos proponemos.

• *Fortalecimiento de la fuerza de voluntad*

Al practicar constantemente la autodisciplina, desarrollamos una mayor resistencia y capacidad de autocontrol. Nuestro "músculo" de la voluntad se fortalece, permitiéndonos superar desafíos cada vez más exigentes y mantener la determinación necesaria para lograr nuestros propósitos a largo plazo.

• *Aumento de la confianza y autoestima*

Cuando experimentamos el éxito que brinda la autodisciplina, comenzamos a confiar más en nuestra capacidad de tomar el control de nuestras vidas. Este sentido de dominio y agencia personal se traduce en una mayor autoestima y seguridad en nosotros mismos, lo cual a su vez alimenta un ciclo positivo de crecimiento y realización personal.

• *Mejor manejo del estrés y las emociones*

La habilidad de regular nuestras respuestas emocionales nos otorga una valiosa herramienta para lidiar efectivamente con el estrés y la adversidad. En lugar de ser arrastrados por impulsos o reacciones intensas, podemos mantener la calma y elegir respuestas más constructivas que nos permitan navegar con éxito por los desafíos de la vida.

Ejemplos de celebridades que han implementado estos métodos

A lo largo de la historia, numerosas figuras públicas han demostrado la importancia de la autodisciplina y el control emocional en sus vidas y carreras. Personalidades como el ex presidente de Estados Unidos, Barack Obama, la activista Malala Yousafzai y el atleta olímpico Michael Phelps, han hablado abiertamente sobre cómo estas habilidades les han ayudado a alcanzar el éxito y superar obstáculos significativos.

Desarrollando la Autodisciplina

Ahora que hemos explorado los beneficios de la autodisciplina y el control emocional, es momento de adentrarnos en formas prácticas de cultivar estas capacidades. Aquí hay algunas estrategias clave:

- *Establecer objetivos claros y realistas*

El primer paso es tener metas bien definidas y alcanzables. Cuando sabemos exactamente lo que queremos lograr, podemos enfocar nuestros esfuerzos de manera más eficiente. Es importante establecer plazos realistas y delinear los pasos concretos necesarios para alcanzar esos objetivos.

- *Crear hábitos positivos y rutinas*

La autodisciplina se fortalece a través de la práctica consistente. Al desarrollar hábitos y rutinas saludables, como ejercicio matutino, lectura diaria o meditación, logramos que estos comportamientos se vuelvan automáticos y más fáciles de mantener a lo largo del tiempo.

- *Eliminar distracciones y tentaciones*

Identificar y eliminar los factores que nos distraen o nos tientan a ceder ante nuestros impulsos es fundamental. Esto puede implicar desde desactivar notificaciones en nuestros dispositivos hasta evitar ciertos ambientes o personas que puedan socavar nuestros esfuerzos de autodisciplina.

- *Aprender a postergar la gratificación*

Una habilidad clave de la autodisciplina es la capacidad de renunciar a recompensas inmediatas a cambio de beneficios a largo plazo. Practicar el retraso de la gratificación nos ayuda a desarrollar mayor autocontrol y perseverancia.

- *Técnicas de meditación y mindfulness*

Las prácticas contemplativas como la meditación y el mindfulness nos ayudan a cultivar una mayor conciencia y presencia, lo cual facilita el control de nuestras emociones y pensamientos. Al entrenar nuestra mente a permanecer en el momento presente, fortalecemos nuestras habilidades de autorregulación.

• *Automonitoreo y autorreflexión*

Prestar atención a nuestros propios procesos internos y patrones de comportamiento es esencial para identificar áreas de mejora. A través de la autoevaluación y la reflexión constante, podemos ajustar nuestras estrategias y reforzar los hábitos que nos acercan a nuestros objetivos.

• *Recompensas y refuerzo positivo*

Celebrar nuestros logros, por pequeños que sean, y recompensarnos de manera apropiada, es una forma poderosa de reforzar positivamente la autodisciplina. Esto nos motiva a perseverar y nos ayuda a crear un ciclo virtuoso de éxito y autoconfianza.

Ejercicios Prácticos

Para acompañar la comprensión teórica, es fundamental la práctica de ejercicios concretos que nos permitan desarrollar y fortalecer nuestra autodisciplina y control emocional. Aquí presentamos algunas actividades clave:

• *Ejercicios de control de impulsos*

Practica técnicas como la respiración profunda, la visualización y el reencuadre cognitivo cuando sientas la tentación de ceder ante tus impulsos. Observa cómo cambian tus emociones y reacciones a medida que ejercitas este autocontrol.

• *Técnicas de respiración y relajación*

Aprende y practica regularmente ejercicios de respiración consciente y relajación muscular progresiva. Estos métodos te ayudarán a calmar tu mente y cuerpo, facilitando una mejor gestión de tus estados emocionales.

• *Práctica de gratitud y afirmaciones*

Dedica unos minutos cada día a enumerar las cosas por las que estás agradecido. Complementa esto con la repetición de afirmaciones positivas que refuercen tu autoconfianza y determinación. Observa cómo esto impacta tu estado de ánimo y motivación.

• ***Visualizaciones y ejercicios de imaginación***

Imagina vívidamente cómo te verías y te sentirías al haber logrado tus objetivos. Utiliza esta poderosa herramienta para mantenerte enfocado y comprometido con tus propósitos.

• ***Gestión efectiva del tiempo y la energía***

Aprende a priorizar tus tareas, eliminar actividades innecesarias y programar descansos estratégicos. Esto te ayudará a administrar tu tiempo y energía de manera más eficiente, fortaleciendo tu autodisciplina.

• ***Estrategias para superar obstáculos y fracasos***

Cuando enfrentes dificultades o reveses, practica la autorreflexión y la autocompasión. Identifica los aprendizajes clave y ajusta tus estrategias, manteniendo una actitud de crecimiento y persistencia. A lo largo de este capítulo, hemos explorado la profunda importancia de la autodisciplina y el control emocional en nuestras vidas. Hemos visto cómo estas habilidades nos brindan una amplia gama de beneficios, desde una mejor salud física y mental hasta un mayor logro de nuestras metas y un sentido más profundo de bienestar.

A través de las perspectivas de destacados psicólogos, filósofos y líderes espirituales, hemos comprendido que la autodisciplina y el autocontrol son capacidades que podemos cultivar y fortalecer con la práctica constante. Al implementar estrategias como el establecimiento de objetivos claros, la creación de hábitos positivos y la gestión efectiva del tiempo y la energía, podemos convertirnos en los arquitectos de nuestro propio destino.

Ahora es tu turno de asumir el desafío. Te invito a poner en práctica los principios y ejercicios expuestos en este capítulo, y a experimentar en carne propia el poder transformador de la autodisciplina y el control emocional. Cuando logremos dominar estas habilidades, seremos capaces de superar obstáculos, alcanzar nuestros sueños y vivir una vida más plena y satisfactoria.

Recuerda que el camino hacia la autodisciplina y el autocontrol puede ser exigente, pero los frutos que cosechamos a lo largo del trayecto son invaluables. Confía en ti mismo, persevera y prepárate para experimentar un cambio profundo y duradero en tu vida diaria.

Capítulo 18

La virtud de la paciencia: La serenidad interior

En un mundo cada vez más acelerado y demandante, la virtud de la paciencia se ha convertido en un tesoro escaso y preciado. En medio de un ritmo de vida frenético, donde la inmediatez y la gratificación instantánea parecen ser la norma, aprender a cultivar la paciencia se ha vuelto una destreza fundamental para alcanzar la armonía interior y la plenitud en nuestras vidas.

La paciencia, entendida como la capacidad de soportar la adversidad, la incertidumbre y los contratiempos con serenidad y ecuanimidad, es una virtud que trasciende los ámbitos individuales y se extiende a nuestras relaciones interpersonales, nuestro desempeño profesional y nuestro desarrollo personal. Ser paciente implica mantenernos firmes en nuestros principios y objetivos, sin dejarnos arrastrar por las emociones negativas o las presiones externas, sino confiando en que, con determinación y perseverancia, podremos superar los obstáculos y alcanzar nuestras metas.

Al entender la paciencia como una bendición celestial, nuestra relación con ella se transforma. Ya no se trata de una lucha constante por dominar nuestras emociones y mantener la calma, sino de un acto de fe en el que nos entregamos a la guía y la sabiduría de Dios. Cuando imploramos por paciencia, no estamos simplemente solicitando una cualidad, sino que estamos abriendo nuestro corazón y nuestra mente a la acción del Todopoderoso en nuestras vidas.

Y Dios, en su infinita misericordia, responde a nuestra súplica no solo concediéndonos la paciencia como virtud, sino también brindándonos las oportunidades para cultivarla y fortalecerla. Porque la paciencia, como todo don divino, no se manifiesta de manera mágica o instantánea, sino que requiere de nuestra participación y de nuestra disposición a aprender y crecer.

Por otro lado, la paciencia, una virtud tan anhelada y a menudo tan esquiva, se presenta como un concepto complejo y multifacético en nuestras vidas. Muchas veces, nos encontramos buscando la paciencia en momentos de dificultad, como si fuera una vara mágica que, una vez invocada, disiparía todos nuestros problemas y nos otorgaría una calma imperturbable. Sin embargo, la realidad es que la paciencia es mucho más que eso; es una cualidad que requiere esfuerzo, comprensión y, sobre todo, aceptación.

Cuando reflexionamos sobre la relación entre la paciencia y la fe, nos sumergimos en un diálogo profundo sobre nuestras creencias y percepciones del mundo que nos rodea. Muchas religiones y sistemas de creencias enseñan que la paciencia es una virtud invaluable y que pedir paciencia a Dios puede ser una forma de fortalecer nuestra capacidad para enfrentar los desafíos de la vida.

Esta idea plantea una interesante paradoja: ¿cuál es la verdadera naturaleza de la paciencia? ¿Es algo que se nos da de forma pasiva, o es una oportunidad para crecer y desarrollarnos?

La noción de que, al pedir paciencia a Dios, Él nos brinda paciencia o nos da la oportunidad de ser pacientes, sugiere que la paciencia no es simplemente una recompensa divina que se nos otorga sin esfuerzo de nuestra parte, sino más bien una habilidad que se cultiva a través de la práctica y la experiencia.

Es como si le estuviéramos solicitando a Dios la oportunidad de aprender y crecer a través de la adversidad, en lugar de simplemente pedir que se eliminen nuestros problemas de forma instantánea.

Al profundizar en esta reflexión, es crucial comprender que la paciencia no significa simplemente sentarse pasivamente y esperar a que las cosas mejoren por sí solas. Más bien, implica aceptar las circunstancias tal como son, sin resistencia ni frustración, y trabajar diligentemente hacia una solución o un cambio positivo. Es un acto de fe y confianza en que, incluso en los momentos más oscuros, hay lecciones que aprender y oportunidades para crecer.

Además, la paciencia no es solo una virtud individual, sino también un ingrediente fundamental en nuestras relaciones interpersonales y en nuestra conexión con el mundo que nos rodea. Al ser pacientes con los demás, demostramos comprensión y empatía, construyendo puentes hacia una comunicación más efectiva y relaciones más sólidas. Del mismo modo, al ser pacientes con nosotros mismos, cultivamos la autocompasión y el perdón, permitiéndonos avanzar a pesar de nuestros errores y limitaciones.

Es importante reconocer que la paciencia no siempre es fácil de alcanzar. En un mundo caracterizado por la inmediatez y la gratificación instantánea, la idea de esperar pacientemente puede parecer contraria a nuestra naturaleza impulsiva y exigente. Sin embargo, es precisamente en esos momentos de impaciencia y angustia donde la práctica de la paciencia se vuelve más valiosa y transformadora.

Al final, pedir paciencia a Dios puede interpretarse como un acto de humildad y rendición ante las incertidumbres de la vida. Nos recuerda que no estamos solos en nuestro viaje y que, incluso en los momentos más difíciles, hay una fuerza superior que nos sostiene y nos guía.

Ya sea que recibamos paciencia como un regalo directo o como una oportunidad para cultivarla, la clave radica en abrazar cada experiencia con aceptación y gratitud, reconociendo que cada desafío es una oportunidad para crecer y expandirnos como seres humanos.

La paciencia es más que una simple espera; es un estado de ser, una elección consciente de abrazar la vida con calma y serenidad, incluso en medio de la tormenta. Es un recordatorio de que, en lugar de resistirnos a las mareas del destino, podemos aprender a fluir con ellas, confiando en que cada ola nos llevará exactamente donde necesitamos estar.

En este capítulo, exploraremos en profundidad la naturaleza de la paciencia, sus beneficios y las estrategias prácticas para cultivarla en nuestras vidas. Analizaremos cómo la paciencia se entrelaza con otras virtudes, como la flexibilidad y la tolerancia, y cómo su práctica regular puede transformar nuestra manera de abordar los desafíos y las oportunidades que se presentan en nuestro día a día.

Comprendiendo la esencia de la paciencia

En su esencia más pura, la paciencia es la capacidad de soportar la adversidad, la frustración y la incertidumbre sin perder la calma ni la determinación. Es la habilidad de mantenernos firmes en nuestros propósitos, incluso cuando las circunstancias se vuelven difíciles o cuando los resultados deseados parecen alejarse de nosotros.

Esta virtud implica una profunda aceptación de la naturaleza cambiante de la vida, reconociendo que no siempre podremos controlar los eventos y las situaciones que se nos presentan. La paciencia nos enseña a cultivar la serenidad interior, a encontrar la calma en medio de la tormenta y a confiar en que, con el tiempo y la perseverancia, podremos superar los obstáculos y alcanzar nuestros objetivos.

Ser paciente no significa ser pasivo o resignado ante las adversidades, sino más bien mantener una actitud resiliente y proactiva. Es la capacidad de perseverar en nuestros esfuerzos, sin dejarnos abrumar por la frustración o la impaciencia, y de buscar soluciones creativas a los problemas que enfrentamos.

La paciencia se manifiesta de diversas formas en nuestra vida cotidiana. Puede ser la tolerancia que mostramos hacia los errores o la lentitud de los demás, la capacidad de esperar con serenidad por los resultados de nuestros esfuerzos o la habilidad de mantener la calma en medio de situaciones estresantes. En todas estas expresiones, la paciencia actúa como un ancla que nos permite mantenernos equilibrados y enfocados en nuestros objetivos, sin perder de vista la perspectiva a largo plazo.

La paciencia y la flexibilidad: una simbiosis virtuosa

Aunque la paciencia y la flexibilidad pueden parecer cualidades opuestas, en realidad se complementan y potencian mutuamente. La flexibilidad, entendida como la capacidad de adaptarnos a los cambios y de ajustar nuestras estrategias según las circunstancias, es un ingrediente esencial para cultivar la paciencia.

Cuando somos flexibles, podemos aceptar que las cosas no siempre sucederán como lo habíamos planeado y estamos dispuestos a reajustar nuestros planes en lugar de aferrarnos a ellos de manera rígida. Esta actitud nos permite transitar por los senderos sinuosos de la vida con mayor serenidad y ecuanimidad, evitando caer en la frustración o la desesperación cuando las cosas no salen como esperábamos.

Por otro lado, la paciencia nos da la fortaleza y la perseverancia necesarias para mantener esa flexibilidad a lo largo del tiempo.

Cuando somos pacientes, podemos esperar con calma a que se presenten las oportunidades adecuadas o a que se resuelvan los problemas que enfrentamos, sin caer en la tentación de tomar decisiones precipitadas o de abandonar nuestros objetivos.

La convergencia de la paciencia y la flexibilidad nos permite navegar con mayor facilidad por los altibajos de la vida, adaptándonos a los cambios sin perder de vista nuestras metas a largo plazo. Esta combinación virtuosa nos brinda la capacidad de sortear los obstáculos con determinación y serenidad, sabiendo que, con el tiempo y el esfuerzo, podremos superar los desafíos y alcanzar la realización personal que anhelamos.

Cultivar la paciencia en la vida cotidiana

Una vez que comprendemos la esencia de la paciencia y su relación con la flexibilidad, podemos emprender el camino hacia su desarrollo y fortalecimiento en nuestra vida cotidiana. Esta no es una tarea sencilla, pues la impaciencia y la urgencia parecen ser la norma en una sociedad cada vez más acelerada. Sin embargo, con práctica, determinación y un enfoque consciente, podemos ir moldeando nuestra actitud y nuestras respuestas para abrazar la virtud de la paciencia.

Un primer paso clave es cultivar la autoconciencia. Debemos estar atentos a nuestras reacciones y emociones cuando enfrentamos situaciones que ponen a prueba nuestra paciencia. ¿Cuáles son los detonantes que nos hacen perder la calma? ¿Cuáles son los pensamientos y patrones de comportamiento que nos llevan a actuar de manera impulsiva o irritable? Al identificar estos factores, podremos trabajar en la regulación de nuestras respuestas y en el desarrollo de estrategias efectivas para mantener la serenidad.

Otra práctica fundamental es la meditación y el trabajo con la respiración. Dedicar unos minutos cada día a la introspección y al control consciente de nuestra respiración nos ayuda a entrenar la mente, a calmar los pensamientos inquietos y a desarrollar la habilidad de permanecer serenos incluso en medio de la agitación. Esta práctica regular nos brinda las herramientas necesarias para mantener la calma en situaciones desafiantes y tomar decisiones con mayor claridad.

Además, es importante cultivar la empatía y la comprensión hacia los demás. Cuando nos mostramos pacientes y tolerantes con las limitaciones, las debilidades o los errores de quienes nos rodean, estamos fortaleciendo nuestra propia capacidad de ser pacientes.

Comprender que todos somos seres humanos imperfectos, que aprendemos y crecemos a nuestro propio ritmo, nos ayuda a desarrollar una actitud más compasiva y a no juzgar con dureza a quienes nos desafían.

En el ámbito profesional y en nuestras relaciones personales, la paciencia también juega un papel crucial. Ser pacientes con nuestros colegas, nuestros clientes o nuestros seres queridos, aceptando que las cosas no siempre sucederán a la velocidad que desearíamos, nos permite establecer vínculos más saludables y constructivos.

Aprender a esperar con serenidad los resultados de nuestros esfuerzos, sin caer en la tentación de la impaciencia, nos ayuda a perseverar en el logro de nuestras metas a largo plazo.

Finalmente, es importante reconocer que el desarrollo de la paciencia es un proceso continuo, no una meta que se alcanza de un día para otro. Cada vez que logramos mantener la calma en medio de una situación desafiante, cada vez que renunciamos a la urgencia y nos entregamos a la serenidad, estamos fortaleciendo esta virtud fundamental.

Con el tiempo y la práctica, la paciencia se convertirá en un aliado inseparable, una fuerza interior que nos guiará con seguridad a través de los altibajos de la vida.

En conclusión, la paciencia es una virtud que trasciende lo individual y se extiende a todos los ámbitos de nuestra existencia. Cultivar la paciencia nos permite mantener la calma y la determinación en medio de la adversidad, adaptarnos con flexibilidad a los cambios y establecer relaciones más armoniosas y productivas. A través de la autoconciencia, la práctica de la meditación y la empatía, podemos ir moldeando nuestra actitud y nuestra manera de abordar los desafíos, transformándonos en seres más serenos, resilientes y capaces de aprovechar plenamente las oportunidades que se presentan en nuestro camino.

Capítulo 19

La sabiduría de la discrepancia

En el intrincado tapiz de la existencia humana, nos encontramos constantemente con personas que parecen inhabitar universos paralelos, incluso cuando compartimos el mismo espacio físico y social. Así como la abeja y la mosca, que coexisten en un mismo jardín, pero cuyas percepciones y preferencias son diametralmente opuestas, así también nos encontramos con individuos que parecen incapaces de comprenderse mutuamente, aun cuando sus caminos se cruzan.

Este fenómeno, tan común y, sin embargo, tan misterioso, ha sido objeto de reflexión y estudio a lo largo de la historia. ¿Cómo es posible que, frente a una realidad aparentemente compartida, surjan visiones tan divergentes? ¿Qué factores determinan que algunas personas se aferren a perspectivas limitadas y negativas, mientras que otras son capaces de encontrar la belleza y la positividad en los mismos escenarios?

Esta profunda verdad nos obliga a examinar la naturaleza del ser humano y sus patrones de pensamiento y comportamiento. Al igual que la mosca, hay quienes, aferrados a sus hábitos y sesgos, se niegan a considerar una perspectiva distinta, incluso cuando ésta les ofrecería una visión más amplia y enriquecedora de la realidad. Estos individuos, atrapados en su propia estrechez mental, se resisten a la sabiduría que la abeja busca compartir, pues perciben cualquier intento de guiarlos como una amenaza a su forma de ser.

Ante este desalentador escenario, nos surge la pregunta: ¿Acaso debemos rendirnos y dejar que la mosca se aferre a su destino autoimpuesto?

La respuesta, como sugiere el texto, reside en la comprensión de que "las abejas no pierden el tiempo explicándoles a las moscas, porque la miel es mejor que el excremento". En otras palabras, la verdadera sabiduría radica en discernir cuándo nuestros esfuerzos por iluminar a otros serán fructíferos y cuándo simplemente serán desechados.

En este capítulo, nos adentraremos en la compleja dinámica que se establece entre el "comportamiento abeja" y el "comportamiento moscas", explorando las raíces psicológicas, sociales y espirituales que dan forma a estas profundas disparidades en la forma de percibir y dar sentido al mundo que nos rodea.

Asimismo, examinaremos las estrategias y las actitudes que nos permiten trascender estas brechas de entendimiento, cultivando la compasión, la paciencia y la sabiduría necesarias para navegar por este intrincado laberinto de perspectivas encontradas.

La mirada de la abeja y la mirada de la mosca

Para comprender la esencia de esta división fundamental entre las "personas abeja" y las "personas moscas", debemos examinar más de cerca las características que definen a cada uno de estos arquetipos.

El "comportamiento abeja" se distingue por su capacidad de percibir y apreciar lo positivo, lo bello y lo constructivo en todas las situaciones y contextos. Son individuos que, aun ante la adversidad o las dificultades, logran identificar los aspectos alentadores, las oportunidades de crecimiento y los motivos para la gratitud. Su mirada se centra en las flores, en la miel y en todo aquello que nutre y revitaliza el espíritu.

Por el contrario, el "comportamiento moscas" se caracteriza por una tendencia a enfocarse en lo negativo, lo descompuesto y lo corrupto. Su visión del mundo está teñida por el pesimismo y la desconfianza, y parecen incapaces de reconocer los elementos constructivos o uplifting que yacen incluso en las situaciones más desafiantes.

Para ellos, la basura y la podredumbre se convierten en el foco central de su atención, relegando a un segundo plano todo aquello que podría brindar luz y esperanza.

Esta disparidad en la forma de percibir la realidad no solo se manifiesta en las actitudes individuales, sino que también tiene profundas implicaciones en las dinámicas interpersonales y sociales. Mientras que los "comportamiento abeja" buscan de manera proactiva cultivar relaciones armoniosas, fomentar el diálogo y encontrar soluciones, las "personas moscas" tienden a adoptar una postura defensiva, a ver a los demás como enemigos y a alimentar conflictos que parecen irreconciliables.

La raíz del dilema:

¿Naturaleza o crianza? Ante esta división tan pronunciada entre aquellos que ven el mundo a través de los ojos de la abeja y quienes lo hacen a través de los ojos de la mosca, surge la pregunta fundamental: ¿Qué determina esta diferencia en la orientación psicológica y espiritual de los individuos?

Algunos estudiosos de la psicología y la filosofía han propuesto que, en gran medida, esta brecha se origina en factores innatos, en una suerte de disposición natural que predispone a ciertos seres humanos a adoptar una actitud predominantemente positiva o negativa frente a la realidad. Quizás, argumentan, exista una base biológica o neurológica que inclina a algunos individuos hacia una mayor capacidad de resiliencia y optimismo, mientras que otros parecen estar "programados" para el pesimismo y la desconfianza.

Por otro lado, otros enfoques sostienen que la forma en que percibimos el mundo y damos sentido a nuestras experiencias está fuertemente moldeada por los procesos de socialización, la crianza y las influencias culturales a las que hemos sido expuestos a lo largo de nuestra vida.

Desde esta perspectiva, las "personas moscas" serían el producto de entornos marcados por la carencia, la adversidad y la negatividad, lo cual habría forjado en ellos una visión distorsionada y limitada de la realidad.

Más allá de las posibles explicaciones, lo cierto es que, independientemente de su origen, esta división en la manera de aproximarnos a la vida representa uno de los mayores desafíos que enfrentamos como seres humanos. Pues, en última instancia, la incapacidad de trascender estas brechas de comprensión puede dar lugar a conflictos, malentendidos y rupturas, tanto a nivel individual como colectivo.

La sabiduría de las abejas: Evitar el desgaste de explicar lo inexplicable

Ante esta realidad, ¿cuál es la mejor manera de abordar la brecha entre los "comportamientos abeja" y los "comportamientos mosca"? ¿Cómo podemos tender puentes de entendimiento y empatía en un mundo que parece empeñado en mantener estas divisiones?

La sabiduría que emana de las propias abejas nos brinda una valiosa perspectiva al respecto. Pues, como bien señala el proverbio, "por más que la abeja le explique a la mosca que la flor es mejor que la basura, la mosca no lo va a entender, porque siempre vivió de la basura". En otras palabras, intentar convencer o persuadir a aquellos que se han aferrado a una visión limitada y negativa del mundo suele resultar en un esfuerzo infructuoso y desgastante.

Las abejas, en su infinita sabiduría, han aprendido a no perder el tiempo tratando de explicar lo inexplicable. En lugar de ello, se enfocan en aquello que les es posible hacer: cosechar la miel, polinizar las flores y contribuir a la regeneración del ecosistema.

Reconocen que, para algunos, la belleza y la bondad inherentes a la vida serán siempre un misterio, y que su tarea no es la de predicar, sino la de ser un ejemplo vivo de la abundancia y la armonía que es posible alcanzar.

Esta actitud de las abejas nos invita a adoptar una postura similar en nuestra interacción con los "comportamientos mosca". En lugar de consumirnos en la frustración de intentar hacer que comprendan lo que para ellos es incomprensible, podemos optar por centrarnos en cultivar nuestra propia luz interior, en aferrarnos a nuestra capacidad de ver lo positivo y en ser un faro de esperanza en un mundo a menudo dominado por la negatividad.

Porque, en última instancia, la verdadera transformación no surge de la imposición de nuestras creencias o de la confrontación, sino de la manifestación silenciosa de una actitud serena, compasiva y constructiva.

Al negarnos a ser arrastrados por la espiral de la crítica y la confrontación, y al mantenernos firmes en nuestra visión esperanzadora, les brindamos a los "comportamientos mosca" la oportunidad de contemplar un camino alternativo, una forma de ser que quizás, con el tiempo, pueda despertar en ellos la chispa de la comprensión y el anhelado cambio.

Cultivar la mentalidad de la abeja: Una senda hacia la plenitud

Si bien es cierto que no podemos obligar a las "personas moscas" a abandonar sus patrones de pensamiento y conducta, sí podemos emprender la tarea de cultivar y fortalecer nuestra propia capacidad de ver el mundo a través de los ojos de la abeja.

Pues, al hacerlo, no solo enriqueceremos nuestra propia experiencia de vida, sino que también crearemos las condiciones propicias para que esos puentes de entendimiento puedan eventualmente erigirse.

Este proceso de desarrollo personal y espiritual implica diversas estrategias y prácticas que nos ayudan a afinar nuestra percepción, a entrenar nuestra mente y a fortalecer nuestra resiliencia emocional. Desde la meditación y la contemplación hasta el cultivo de la gratitud y la compasión, cada una de estas herramientas nos permite trascender los patrones de pensamiento limitados y acceder a una visión más amplia y luminosa de la realidad.

Asimismo, es crucial que aprendamos a establecer claros límites en nuestras interacciones con los "comportamiento mosca", sin caer en la tentación de entrar en debates estériles o de gastar nuestra energía en intentos infructuosos de convencerlos. Debemos reconocer que, en algunas ocasiones, la sabiduría consiste en saber cuándo es apropiado compartir nuestras perspectivas y cuándo es más prudente simplemente ser un modelo viviente de la positividad y la serenidad que anhelamos cultivar.

En este arduo, pero gratificante, camino de cultivar la mentalidad de la abeja, encontraremos que no solo mejoramos nuestra propia calidad de vida, sino que también contribuimos, de manera sutil pero profunda, a la sanación y transformación del mundo que nos rodea. Pues, al ser testigos de la belleza y la bondad que emana de nuestras vidas, los "comportamientos mosca" tendrán la oportunidad de contemplar una alternativa a sus propias limitaciones, y quizás, con el tiempo, puedan experimentar el despertar de una nueva comprensión.

En conclusión, la división entre los "comportamientos abeja" y los "comportamientos mosca" representa uno de los desafíos más significativos que enfrentamos como seres humanos. Sin embargo, al reconocer esta realidad y al cultivar la sabiduría y la fortaleza de la abeja en nuestras propias vidas, podemos no solo hallar la plenitud y la armonía que anhelamos, sino también convertirnos en faros de esperanza en un mundo que, a veces, parece dominado por la oscuridad y la negatividad. Pues, en última instancia, nuestra tarea no es la de obligar a los demás a ver el mundo como nosotros, sino la de ser un ejemplo vivo de lo que es posible cuando abrazamos la belleza, la bondad y la luz que habitan en el corazón de la existencia.

Capítulo 20

El poder transformador del autoconcepto

El Autoconcepto: La Imagen que Definimos de Nosotros Mismos

Nuestro autoconcepto es la imagen mental que tenemos de nosotros mismos. Es la forma en que nos percibimos, la evaluación que hacemos de nuestras cualidades, habilidades, logros y defectos. Esta imagen que hemos construido a lo largo de nuestra vida es, en gran medida, la que determina el rumbo que toma nuestra existencia.

Imagine por un momento que su mente funciona como un termostato. Este dispositivo electrónico mantiene la temperatura de una habitación dentro de un rango específico. Si la temperatura sube por encima del límite superior, el termostato activa el sistema de refrigeración para bajarla. Si cae por debajo del límite inferior, activa el sistema de calefacción para subirla. De manera similar, nuestro autoconcepto actúa como un "termostato mental" que nos mantiene dentro de los límites de lo que creemos ser.

Los pensamientos, creencias y paradigmas que hemos desarrollado a lo largo de nuestra vida, especialmente en la niñez se convierten en el "ajuste de fábrica" de nuestro termostato mental. Frases como "el dinero es escaso", "no soy suficiente para alcanzar mis sueños" o "las relaciones son difíciles" se graban en nuestro subconsciente y se convierten en la referencia a la que nuestro autoconcepto nos hace regresar, sin importar cuánto intentemos cambiar.

Entender el Funcionamiento del Autoconcepto

Para comprender mejor cómo funciona nuestro autoconcepto, es importante analizar los diferentes elementos que lo componen:

Autoestima: Es la valoración y aprecio que tenemos de nosotros mismos. Nuestra autoestima determina la confianza y el respeto que nos tenemos.

Autoimagen:

Es la percepción visual y física que tenemos de nuestro cuerpo y apariencia. Nuestra autoimagen influye en nuestra seguridad y en cómo nos relacionamos con los demás.

Autoeficacia: Es la creencia en nuestras capacidades para lograr objetivos y manejar situaciones de manera efectiva. Nuestra autoeficacia determina nuestros niveles de motivación y perseverancia.

Identidad: Es el conjunto de características, roles y valores que nos definen como individuos únicos. Nuestra identidad da sentido a nuestra existencia y guía nuestras decisiones.

Estos cuatro elementos se entrelazan formando un sistema complejo que determina nuestra percepción de nosotros mismos y, en consecuencia, la forma en que nos comportamos, las oportunidades que buscamos y el tipo de vida que creamos.

Las Raíces del Autoconcepto: Infancia y Experiencias Formativas

Nuestro autoconcepto se forja principalmente durante la infancia y la adolescencia, a través de las interacciones con nuestros padres, maestros y pares. Las experiencias de éxito y fracaso, los mensajes que recibimos, las comparaciones que hacemos y las creencias que internalizamos en esas etapas cruciales de nuestro desarrollo se convierten en la base de nuestra imagen mental de nosotros mismos.

Por ejemplo, si de niño escuchaste repetidamente frases como "eres un inútil" o "nunca serás capaz de lograr nada", es muy probable que hayas desarrollado un autoconcepto de incapacidad y baja autoestima.

Por el contrario, si tus padres y maestros te brindaron apoyo, reconocimiento y te alentaron a creer en ti mismo, es más probable que hayas forjado una imagen de ti mismo como una persona hábil, valiosa y con grandes posibilidades de éxito.

Estas creencias y paradigmas que se forman en la niñez tienden a permanecer arraigados en nuestro subconsciente, convirtiéndose en el "ajuste de fábrica" de nuestro "termostato mental". Por eso, incluso cuando intentamos cambiar y adoptar nuevas formas de pensar, nuestro autoconcepto nos devuelve a aquellas ideas preconcebidas que se han vuelto familiares y cómodas para nosotros.

La Neurociencia del Autoconcepto: Cómo Nuestro Cerebro Crea Nuestra Identidad

Desde una perspectiva científica, el autoconcepto se basa en la plasticidad neuronal, la increíble capacidad de nuestro cerebro para modificar su estructura y funcionalidad en respuesta a los estímulos y experiencias que vivimos.

Cada vez que pensamos, sentimos o actuamos de una manera determinada, se fortalecen y se remodelan las conexiones neuronales que sustentan esos patrones de pensamiento, emoción y comportamiento. Esto significa que, al repetir constantemente ciertas creencias, ideas y conductas, estamos solidificando los circuitos neurales que las soportan, haciéndolas cada vez más automáticas, casi inconscientes.

Por ejemplo, si durante años has pensado que "no eres lo suficientemente bueno", esas conexiones neuronales se volverán cada vez más fuertes, hasta el punto de que ese pensamiento negativo se convierta en una respuesta casi refleja de tu cerebro.

Del mismo modo, si has cultivado la creencia de que "eres una persona valiosa y capaz", esos circuitos neuronales también se fortalecerán, convirtiéndose en la base de tu autoconcepto.

La buena noticia es que, gracias a la plasticidad cerebral, también podemos modificar esos patrones neuronales y reprogramar nuestro autoconcepto. A medida que practicamos nuevas formas de pensar, sentir y actuar, vamos creando nuevas conexiones y redes neuronales que sustentan esas creencias y conductas más saludables y empoderadoras.

La Física Cuántica y el Autoconcepto: La Mente como Campos de Energía

Desde una perspectiva cuántica, también podemos entender el autoconcepto como una manifestación de nuestra conciencia y de la forma en que interactuamos con el campo cuántico de posibilidades.

Según la física cuántica, todo en el universo, incluidos nosotros mismos, está compuesto de energía y vibra a diferentes frecuencias. Nuestros pensamientos, emociones y creencias son en realidad patrones de energía y vibración que conforman nuestra realidad individual.

Cuando nos percibimos a nosotros mismos de una manera limitada, carente o negativa, estamos emitiendo vibraciones de baja frecuencia que atraen experiencias, oportunidades y resultados acordes con esa imagen mental. Por el contrario, cuando cultivamos un autoconcepto basado en la abundancia, la integridad y el amor, estamos vibrando en una frecuencia más alta que atrae hacia nosotros experiencias, oportunidades y resultados más alineados con esa imagen empoderada de nosotros mismos.

De acuerdo con esta visión cuántica, nuestras creencias, pensamientos y emociones actúan como instrucciones que le dan forma a la realidad que experimentamos.

Al reprogramar nuestro autoconcepto, estamos alineando nuestra conciencia con una imagen más positiva y expansiva de nosotros mismos, lo que a su vez nos permite acceder a un campo de posibilidades más vasto y enriquecedor.

La Dimensión Espiritual del Autoconcepto

La Conexión con lo Divino: Nuestra Verdadera Identidad

Desde una perspectiva espiritual, el autoconcepto está también íntimamente ligado a nuestra conexión con el Ser Superior, la Divinidad o la Fuente de la que todos formamos parte. Cuando nos percibimos a nosotros mismos como seres limitados, carentes o indignos, nos separamos de esa conexión trascendental.

En cambio, al cultivar un autoconcepto basado en la abundancia, la integridad y el amor, nos alineamos con nuestra verdadera naturaleza divina y nos abrimos a recibir las infinitas bendiciones y posibilidades que el creador del Universo tiene para nosotros. Así lo expresa el maestro espiritual Eckhart Tolle

"Cuando identificas tu ser con tu mente y tu cuerpo, te percibes como un ser separado, vulnerable y limitado. Pero cuando te das cuenta de que tu verdadero ser es la consciencia misma, te conviertes en un ser ilimitado, divino".

Desde esta perspectiva, nuestro autoconcepto negativo o limitante no es más que una ilusión que nos separa de nuestra esencia divina. Al reprogramarlo con pensamientos y creencias más empoderados, estamos recordando quiénes somos realmente: seres infinitos, completos y merecedores del amor y la abundancia del Universo.

Consejos Prácticos para Reprogramar tu Autoconcepto

Ahora que has comprendido la importancia y el funcionamiento del autoconcepto, es momento de poner en práctica algunas estrategias para transformarlo y alcanzar una vida extraordinaria. Aquí te ofrecemos algunas recomendaciones:

Practica afirmaciones positivas: Repite constantemente frases como "soy hábil, completo y capaz", "soy abundante, saludable e imparable", "soy feliz, importante y amado". Deja que estas afirmaciones se graben en tu mente y subconsciente. Visualiza tu mejor versión: Imagina y siente cómo sería tu vida si te vieras a ti mismo como la persona que deseas ser. Utiliza todos tus sentidos para visualizar esa realidad con claridad.

Identifica y desafía tus creencias limitantes: Presta atención a los pensamientos y creencias negativas que surgen en tu mente. Cuestiónalas, analiza su origen y reemplázalas por pensamientos más empoderados.

Rodéate de personas que refuercen tu autoconcepto: Busca relacionarte con individuos que te vean, traten y reflejen como la persona valiosa y capaz que eres.

Cultiva gratitud y autocompasión: Agradece tus logros, fortalezas y bendiciones, y ten compasión contigo mismo en los momentos de dificultad o error.

Sé paciente y perseverante: Recuerda que reprogramar el autoconcepto es un proceso gradual. Mantén la práctica y la fe en que eventualmente podrás alcanzar la imagen mental que deseas.

Expertos en el Tema Comparten su Sabiduría

"Nuestro autoconcepto es el lente a través del cual vemos el mundo y nos vemos a nosotros mismos. Al cambiarlo, todo cambia". - Dr. Nathaniel Branden, psicólogo y experto en autoestima.

"Eres aquello en lo que enfocas tu atención. Así que enfócate en lo mejor de ti mismo y verás cómo tu vida se transforma". - Deepak Chopra, médico y maestro espiritual.

"Cuando cambias la forma en que te ves a ti mismo, cambias la forma en que el mundo te ve a ti". - Oprah Winfrey, empresaria y personalidad de los medios.

"Tu autoconcepto es el software que ejecuta tu vida. Reprogramarlo es la clave para alcanzar todo tu potencial". - Jim Kwik, experto en aprendizaje y desarrollo personal.

"El principal enemigo para el crecimiento del autoconcepto es la falta de confianza en sí mismo. Si desconfías de ti, no podrás amarte". - Walter Rizo

En "El poder de confiar en ti mismo", Brian Tracy explica que el autoconcepto es fundamental para el desarrollo de la autoconfianza y el éxito personal. El autoconcepto es la suma total de todas las creencias y percepciones que una persona tiene sobre sí misma. Tracy sostiene que nuestra realidad externa es un reflejo directo de nuestro autoconcepto, es decir, que lo que creemos sobre nosotros mismos determina cómo actuamos y qué logramos en la vida.

Tracy identifica tres componentes clave del autoconcepto: la autoimagen, la autoestima y el yo ideal. La autoimagen es cómo nos vemos a nosotros mismos en el presente; la autoestima es el grado de aprecio y valor que sentimos por nosotros mismos; y el yo ideal es la visión de lo que queremos llegar a ser en el futuro.

Tracy enfatiza la importancia de alinear estos tres componentes para fortalecer la autoconfianza. Para mejorar el autoconcepto, recomienda practicar la autoafirmación positiva, establecer metas claras y alcanzables, y rodearse de personas y entornos que fomenten el crecimiento personal. Al cambiar las creencias negativas y limitantes sobre uno mismo, se puede transformar el autoconcepto y, en consecuencia, aumentar la confianza y la capacidad de lograr grandes cosas.

El Poder Transformador del Autoconcepto

En resumen, el autoconcepto es la piedra angular de nuestra experiencia de vida. Es el molde que da forma a nuestras creencias, emociones, decisiones y acciones. Al comprender su funcionamiento, desde una perspectiva científica, cuántica y espiritual, podemos liberar el poder transformador que yace en nuestro interior.

Reprogramar nuestro autoconcepto de manera consciente y persistente, utilizando afirmaciones positivas y poderosas, nos permite alinear nuestra conciencia con una imagen mental más expansiva y empoderada de nosotros mismos. Esto, a su vez, nos abre a recibir las infinitas bendiciones y posibilidades que el Universo tiene preparadas para nosotros.

Es hora de asumir el control de nuestro "termostato mental" y programarlo para alcanzar la vida plena y abundante que merecemos. Cultivemos un autoconcepto basado en la habilidad, la integridad y el amor, y veamos cómo nuestras vidas se transforman de manera extraordinaria.

Capítulo 21

El poder transformador de creer en uno mismo

Tener confianza en uno mismo es un poderoso motor para el éxito. Esta creencia interior te brinda la fuerza necesaria para superar desafíos, afrontar riesgos y transformar tus aspiraciones en logros tangibles. La fe en tus capacidades te impulsa a ir más allá de tus límites, a perseverar cuando las cosas se complican y a alcanzar metas que antes parecían inalcanzables.

El creer en uno mismo es la chispa que enciende el fuego del triunfo. La capacidad de creer en uno mismo se erige como uno de los pilares fundamentales que sostienen nuestro éxito y bienestar. Esta convicción íntima, que nace del autoconocimiento y la autoestima, es la llave maestra que nos abre las puertas a un mundo de nuevas posibilidades y logros.

Desde una temprana edad, somos bombardeados por mensajes externos que a menudo cuestionan nuestra valía y capacidades. La sociedad, los medios de comunicación y, en ocasiones, incluso nuestros propios seres queridos, pueden ejercer una influencia sutil pero poderosa en la forma en que nos percibimos a nosotros mismos. Es en este contexto, donde la fortaleza interior y la fe en uno mismo se convierten en los escudos que nos protegen de las dudas y los juicios ajenos.

La autoestima, ese sentimiento de aprecio y aceptación personal, es el pilar fundamental sobre el que se erige la capacidad de creer en uno mismo. Cuando nuestra autoestima es sólida, somos capaces de enfrentar los desafíos con mayor confianza, tomar decisiones más asertivas y perseverar ante las adversidades.

Por el contrario, cuando la autoestima se encuentra debilitada, tendemos a limitarnos a nosotros mismos, a dudar de nuestras habilidades y a dejarnos intimidar por las expectativas y opiniones de los demás.

La influencia de la autoestima en nuestras acciones y decisiones es innegable. Aquellos que han logrado cultivar una alta autoestima a menudo se aventuran a explorar nuevos horizontes, a asumir riesgos calculados y a perseguir sus sueños con mayor determinación. Saben que, incluso si enfrentan obstáculos, cuentan con la fortaleza interior para superarlos y alcanzar sus metas. En contraste, quienes dudan de sí mismos tienden a conformarse con opciones más seguras, a evitar desafíos que podrían ponerlos a prueba y a limitar sus propias posibilidades de crecimiento y realización personal.

Fortalecer la autoestima es, por lo tanto, un proceso fundamental para liberar el poder transformador de creer en uno mismo. Esto implica, entre otras cosas, cultivar una imagen positiva de nosotros mismos, reconocer nuestras fortalezas y talentos, y aprender a aceptar nuestras debilidades sin juicios ni autocríticas excesivas.

 Es un trabajo constante de autoconocimiento, autoaceptación y autoafirmación, que nos permite superar las inseguridades y desarrollar una confianza inquebrantable en nuestras capacidades.

Cuando creemos firmemente en nosotros mismos, nos convertimos en agentes activos de nuestro propio destino. Ya no nos limitamos a ser espectadores pasivos de la vida, sino que nos erigimos como protagonistas capaces de moldear nuestro futuro. Esto nos permite tomar decisiones más asertivas, asumir retos con mayor valentía y perseverar ante los obstáculos con una determinación inquebrantable.

Creer en uno mismo es, además, la piedra angular del pensamiento positivo. Cuando confiamos en nuestras habilidades y en nuestra capacidad para superar los desafíos, adoptamos una perspectiva optimista que nos impulsa a buscar soluciones creativas y a ver las oportunidades en medio de las dificultades. Esta actitud positiva, a su vez, nos ayuda a atraer nuevas posibilidades y a experimentar un mayor bienestar emocional.

En un mundo que a menudo parece estar lleno de incertidumbres y desafíos, la capacidad de creer en uno mismo se convierte en un ancla que nos mantiene firmes y resilientes. Es la fuerza interior que nos permite atravesar las tormentas de la vida con la certeza de que somos capaces de superarlas y de emerger fortalecidos. Es la chispa que enciende nuestra pasión y nos impulsa a perseguir nuestros sueños con determinación y perseverancia.

Cultivar la confianza en uno mismo no es una tarea sencilla, pero es un viaje que vale la pena emprender. A medida que fortalecemos nuestra autoestima y abrazamos la convicción de que somos capaces de lograr lo que nos propongamos, abrimos las puertas a un mundo de oportunidades que, de otro modo, podrían permanecer cerradas. Es un proceso de autodescubrimiento y empoderamiento personal que nos transforma en seres más plenos, resilientes y realizados.

En resumen, creer en uno mismo es una de las habilidades más poderosas que podemos desarrollar. Cuando nuestra autoestima es sólida y confiamos firmemente en nuestras capacidades, nos convertimos en arquitectos de nuestro propio destino, capaces de afrontar los desafíos con valentía, tomar decisiones con asertividad y perseguir nuestros sueños con determinación. Es una fuerza transformadora que nos permite superar las limitaciones, expandir nuestros horizontes y alcanzar niveles de éxito y satisfacción personal que, de otra manera, podrían haber permanecido fuera de nuestro alcance.

Capítulo 22

La Felicidad: ¿Qué es y Qué No es?

Hablar de felicidad es tocar un tema que a todos nos interesa y preocupa. ¿Qué es realmente la felicidad? ¿Cómo podemos alcanzarla? Estas son preguntas que nos hacemos constantemente en nuestra búsqueda por tener una vida plena y satisfactoria.

En primer lugar, es importante entender que la felicidad no es un estado permanente ni una sensación de alegría constante. Muchas veces pensamos que ser feliz es estar siempre sonriendo y de buen humor, pero eso es simplemente imposible. La vida está llena de altibajos, y es normal que tengamos momentos de tristeza, enojo o frustración. La felicidad no significa estar libre de problemas, sino tener la capacidad de afrontarlos y superarlos de una manera constructiva.

Tampoco podemos reducir la felicidad al mero cumplimiento de deseos o a la satisfacción de necesidades materiales. Si bien tener nuestras necesidades básicas cubiertas y disfrutar de ciertos lujos puede contribuir a nuestra sensación de bienestar, la verdadera felicidad va mucho más allá de lo tangible. Está más relacionada con nuestra percepción interna de nosotros mismos, de nuestras vidas y de nuestro lugar en el mundo.

La felicidad, más bien, es un estado de bienestar integral que abarca diferentes aspectos de nuestra existencia. Por un lado, implica la vivencia de emociones positivas, como la alegría, la tranquilidad y la satisfacción.

Pero también incluye elementos más profundos, como el desarrollo del autoconocimiento, la construcción de relaciones significativas y la sensación de estar realizando una vida con propósito.

En este sentido, la felicidad no se limita solo a la dimensión hedónica (es decir, al placer y la gratificación), sino que también tiene una vertiente eudaimónica. Esto significa que no basta con sentirnos bien momentáneamente, sino que también necesitamos desplegar nuestro potencial y sentirnos realizados como seres humanos.

Cultivar virtudes como la compasión, la integridad y la perseverancia, así como encontrar un propósito trascendente que nos impulse a ir más allá de nuestros intereses individuales, son elementos clave para alcanzar una felicidad verdaderamente plena y duradera.

Además, la felicidad tiene un importante componente relacional. Los vínculos significativos que establecemos con los demás, el sentimiento de pertenencia a una comunidad y la capacidad de brindar y recibir apoyo emocional, son fundamentales para nuestro bienestar. La soledad y el aislamiento, por el contrario, suelen ser caldo de cultivo para el sufrimiento psicológico.

Es importante destacar que la felicidad no es un estado inmutable ni algo que se pueda alcanzar de una vez y para siempre. Por el contrario, es un proceso dinámico que implica aprender a gestionar nuestras emociones, a construir relaciones significativas y a encontrar un sentido y un propósito en la existencia. La felicidad, en este sentido, no es un destino final, sino más bien un camino que recorremos a lo largo de nuestras vidas.

Finalmente, cabe mencionar que la felicidad no es sinónimo de ausencia de dificultades o de dolor.

De hecho, el sufrimiento y los reveses de la vida son parte inherente de la condición humana. Lo que determina la calidad de nuestra experiencia no es tanto la presencia o ausencia de circunstancias adversas, sino más bien nuestra capacidad para afrontarlas con flexibilidad, autocompasión y una actitud resiliente.

La felicidad no se reduce a la mera satisfacción de deseos o al logro de metas materiales. Se trata, más bien, de un estado de bienestar integral que surge de la armonización de diferentes aspectos de nuestra existencia, como las emociones positivas, el desarrollo personal, las relaciones significativas y la capacidad de dar sentido a nuestra vida, incluso en medio de las adversidades. Es un proceso dinámico y multifacético que requiere de un compromiso constante con nuestro crecimiento y nuestra plenitud como seres humanos.

La Felicidad según el Estoicismo, el Dalai Lama y Aristóteles

A lo largo de la historia, diversas filosofías y corrientes de pensamiento han ofrecido sus propias perspectivas sobre la naturaleza de la felicidad humana. Tres de estas visiones destacadas son las del estoicismo, el pensamiento del Dalai Lama y la filosofía de Aristóteles. Cada una de ellas aporta una mirada única y enriquecedora sobre este complejo fenómeno.

La Visión Estoica de la Felicidad

El estoicismo, una escuela filosófica originada en la antigua Grecia, concibe la felicidad como un estado de serenidad y armonía interior, independiente de las circunstancias externas. Para los estoicos, la clave para alcanzar la felicidad radica en aprender a aceptar y a tener dominio sobre nuestras propias percepciones y juicios, en lugar de dejarnos arrastrar por los avatares de la fortuna.

Los seguidores del estoicismo sostienen que gran parte de nuestro sufrimiento se debe a que nos apegamos excesivamente a los bienes y placeres externos, que son por naturaleza transitorios e inestables. En su lugar, proponen cultivar una actitud de austeridad y de desprendimiento, enfocándonos en aquello que está bajo nuestro control: nuestras propias acciones, pensamientos y respuestas emocionales.

Desde esta óptica, la verdadera felicidad no depende de la posesión de riquezas, del éxito social o de la satisfacción de nuestros deseos, sino más bien de nuestra capacidad para mantener la calma y la serenidad ante los altibajos de la vida. Los estoicos abogan por desarrollar virtudes como la templanza, la justicia y la sabiduría, que les permiten afrontar con ecuanimidad tanto los momentos de dicha como los de adversidad.

La Perspectiva del Dalai Lama sobre la Felicidad

Por su parte, el Dalai Lama, una de las figuras más destacadas del budismo tibetano, concibe la felicidad de una manera profundamente interconectada con el bienestar de los demás. Según su visión, el sufrimiento humano no se origina en las circunstancias externas, sino más bien en nuestra tendencia a aferrarnos al yo y a separarnos del resto de la humanidad.

En sus enseñanzas, el Dalai Lama enfatiza la importancia de cultivar la compasión y de expandir nuestro sentido de empatía y de preocupación por el prójimo. Sostiene que, al abandonar la perspectiva egocéntrica y al adoptar una actitud de generosidad y de apertura hacia los demás, logramos liberar la mente de las amarras del sufrimiento y acceder a una felicidad más profunda y duradera.

Además, el Dalai Lama subraya la necesidad de desarrollar la serenidad mental a través de la práctica de la meditación y del cultivo de la ecuanimidad. Solo cuando logramos aquietar la mente y liberarla de las distracciones y los pensamientos perturbadores, afirma, podemos conectar con nuestro verdadero ser y experimentar un estado de bienestar genuino.

La Concepción Aristotélica de la Felicidad

Por último, la perspectiva de Aristóteles sobre la felicidad se enmarca en su filosofía eudaimónica, la cual concibe el bienestar humano como la realización del potencial inherente a la naturaleza del ser humano.

Según Aristóteles, la felicidad no radica simplemente en la satisfacción de los deseos o en la experimentación de emociones placenteras, sino más bien en el desarrollo de la excelencia (areté) de acuerdo con la función propia de cada individuo. Para el filósofo griego, el ser humano alcanza su máxima realización cuando desempeña virtuosamente las actividades que le son propias, ya sea en el ámbito intelectual, político o moral.

En este sentido, Aristóteles subraya la importancia de cultivar virtudes como la prudencia, la justicia, la templanza y la fortaleza. Estas disposiciones éticas, sostiene, nos permiten actuar de manera adecuada en las diferentes situaciones de la vida y, en último término, alcanzar un estado de eudaimonia o florecimiento humano.

Además, Aristóteles concede un papel fundamental a la vida relacional y a la participación en la comunidad política como vías para la consecución de la felicidad. Considera que el ser humano, en tanto animal social, logra su plenitud cuando se involucra activamente en los asuntos de la polis y cuando establece vínculos significativos con sus semejantes.

Por otro lado, en una opinión más de nuestros tiempos.

La destacada psicóloga y escritora española **_Marian Rojas Estapé_** ha dedicado gran parte de su carrera a explorar la naturaleza de la felicidad humana. En su concepción, la felicidad tiene dos dimensiones fundamentales: una hedónica, relacionada con las emociones positivas y el placer, y otra eudaimónica, vinculada al significado, el propósito y el desarrollo personal.

Rojas Estapé subraya la importancia de cultivar emociones positivas como la alegría y el entusiasmo, ya que tienen efectos beneficiosos a nivel fisiológico y psicológico. Sin embargo, advierte que perseguir únicamente la gratificación a corto plazo puede ser contraproducente. La felicidad, en su visión, va más allá del mero placer y requiere de un componente de trascendencia y realización personal.

Así, la dimensión eudaimónica de la felicidad cobra vital importancia. Según Rojas Estapé, el ser humano alcanza su máximo bienestar cuando logra dar sentido a su vida, encontrar un propósito que lo trasciende y desarrollar sus fortalezas. La psicóloga también destaca el papel fundamental de las relaciones interpersonales y el sentimiento de pertenencia a una comunidad.

Asimismo, Rojas Estapé hace hincapié en la importancia del autoconocimiento y la autocompasión. Sostiene que solo a través de una comprensión profunda de nosotros mismos y de una actitud compasiva hacia nuestras debilidades, podremos hacer frente a los reveses de la vida de manera saludable.

La felicidad, en su visión, no es un estado permanente, sino más bien un proceso dinámico que implica aprender a manejar las emociones negativas.

Rojas Estapé enfatiza que el sufrimiento y el dolor son inherentes a la condición humana, pero que nuestra actitud y nuestra forma de afrontarlos pueden hacer la diferencia en términos de bienestar.

Además, la psicóloga destaca la importancia del autocuidado a través de hábitos saludables como una alimentación equilibrada, el ejercicio físico y el descanso adecuado. Asimismo, subraya la trascendencia de cultivar una actitud positiva y optimista frente a la vida, así como la práctica de la gratitud.

En definitiva, la visión de Marian Rojas Estapé sobre la felicidad humana se caracteriza por su enfoque integrador y su énfasis en la necesidad de armonizar diferentes dimensiones del ser. Para la psicóloga, la felicidad no es un destino fijo, sino más bien un viaje lleno de altibajos, en el que el ser humano debe aprender a equilibrar el placer, el significado y el cuidado de sí mismo.

Ahora veamos lo que pudiera ser la felicidad según la etapa en que se esté viviendo:

••Desde la perspectiva de un niño de 8 años, la felicidad se percibe de una manera bastante sencilla y concreta. Para este pequeño, ser feliz se traduce en poder jugar y divertirse sin preocupaciones, comer sus dulces favoritos, recibir regalos y atención de sus seres queridos, y pasar tiempo con sus amigos.

La felicidad está íntimamente ligada a las experiencias placenteras y a la satisfacción inmediata de sus deseos. A esta edad, el niño aún no ha desarrollado una visión más compleja sobre la felicidad, que implica aspectos como el propósito, el crecimiento personal o las relaciones significativas.

Para él, la felicidad se encuentra en los pequeños momentos de alegría y diversión del día a día.

••A los 14 años, la perspectiva de un joven sobre la felicidad comienza a adquirir una mayor complejidad y profundidad. A esta edad, el adolescente ya no ve la felicidad solo en términos de satisfacción inmediata de deseos o diversión despreocupada, sino que empieza a contemplar aspectos más trascendentes.

Por un lado, el joven de 14 años valora cada vez más la importancia de las relaciones interpersonales y la aceptación de sus pares. Sentirse parte de un grupo, ser apreciado por sus amigos y tener una sólida red de apoyo se vuelven elementos clave para su bienestar. La felicidad se asocia con la sensación de pertenencia y de ser comprendido y valorado por quienes lo rodean.

Asimismo, el adolescente a esta edad empieza a cuestionarse sobre el sentido de su vida y a buscar propósitos que vayan más allá de la mera gratificación personal. La felicidad comienza a vincularse con la posibilidad de desarrollar sus talentos, de contribuir a una causa que lo trasciende y de encontrar un significado a sus acciones y a su existencia.

Incluso, el joven de 14 años suele ser más consciente de la complejidad de la vida y de la presencia inevitable de emociones negativas. La felicidad, entonces, implica no solo experimentar momentos de alegría, sino también tener la capacidad de afrontar los desafíos y las dificultades con resiliencia y de mantener una actitud positiva ante los reveses.

••A los 21 años, la perspectiva de un joven adulto sobre la felicidad adquiere aún mayor complejidad y matices. En esta etapa de la vida, la visión del bienestar se expande más allá de la satisfacción inmediata o del mero placer momentáneo.

Para el joven de 21 años, la felicidad se asocia cada vez más con la sensación de estar encaminado hacia metas y propósitos personales significativos.

Cobra relevancia el desarrollo de la identidad, la exploración de intereses y valores, y la búsqueda de una dirección coherente en la vida. La felicidad se vincula con la posibilidad de desplegar su potencial, de encontrar un sentido a sus acciones y de contribuir de manera positiva a la sociedad.

Asimismo, a esta edad, el joven adulto otorga gran importancia a las relaciones interpersonales auténticas y al sentimiento de conexión con los demás. La felicidad se entrelaza con la capacidad de establecer vínculos profundos, de brindar y recibir apoyo emocional, y de sentirse parte de una red de soporte recíproco. Las relaciones significativas se convierten en un pilar fundamental del bienestar.

Además, el joven de 21 años suele ser más consciente de la necesidad de cultivar el autoconocimiento, la autogestión emocional y el autocuidado como elementos clave para alcanzar la felicidad. Comprende que el bienestar está intrínsecamente relacionado con su capacidad de entenderse a sí mismo, de regular adecuadamente sus emociones y de priorizar su propio desarrollo y equilibrio.

••La perspectiva de la felicidad para una pareja de recién casados se caracteriza por una visión romántica y esperanzadora. Después de haber recorrido el camino hacia el matrimonio, estos nuevos esposos se encuentran en una etapa de profunda conexión y entusiasmo por la vida en común.

Para ellos, la felicidad se asocia fuertemente con la experiencia de estar enamorados y de haber encontrado a su "alma gemela". Disfrutan enormemente de la intimidad, la complicidad y la sensación de seguridad que les brinda su relación.

Valoran profundamente poder compartir cada momento, desde los más cotidianos hasta los más especiales, con la persona que han elegido para recorrer juntos esta nueva etapa de sus vidas.

Además, la pareja de recién casados suele proyectar su felicidad hacia el futuro, imaginando un porvenir lleno de realizaciones compartidas. La felicidad se entrelaza con la ilusión de construir un hogar, de consolidar su unión mediante proyectos en común (como tener hijos) y de crecer juntos en todos los ámbitos.

Si bien son conscientes de que habrá desafíos y momentos difíciles por afrontar, estos nuevos esposos mantienen una actitud optimista y confiada en que, unidos, podrán superar cualquier obstáculo. La felicidad se concibe como un estado ideal y duradero que han conquistado a través de su amor y su compromiso mutuo.

••La perspectiva de la felicidad de una persona de 45 años refleja una visión más madura y equilibrada, producto de las experiencias acumuladas a lo largo de la vida.

A esta edad, el concepto de felicidad ya no se limita a la emoción pasajera o a la satisfacción inmediata de deseos. La persona de 45 años ha aprendido que la felicidad es un estado más complejo, que involucra diversos aspectos de la existencia.

Para esta persona, la felicidad se encuentra en poder mantener un balance adecuado entre diferentes esferas de su vida: la familia, el trabajo, las amistades y el cuidado de sí mismo. Valora profundamente la estabilidad emocional, el sentimiento de estar cumpliendo con sus responsabilidades y el poder disfrutar de momentos de tranquilidad y disfrute.

Asimismo, la felicidad se asocia con la sensación de estar realizando una vida con propósito.

La persona de 45 años busca encontrar significado en lo que hace, ya sea a través de su profesión, de su labor como padre o madre, o de sus contribuciones a la comunidad. Ser capaz de dejar un legado positivo se vuelve importante para su bienestar.

Por otro lado, esta etapa de la vida también implica enfrentar desafíos y dificultades, por lo que la persona de 45 años ha desarrollado estrategias de afrontamiento más efectivas. La felicidad incluye la habilidad de sobrellevar con resiliencia los reveses y mantener una actitud optimista frente a la adversidad.

••La perspectiva de la felicidad de una persona de 60 años se caracteriza por una visión más amplia y profunda, forjada a través de una vida llena de experiencias.

A esta edad, la felicidad ya no se define en términos de la mera satisfacción de deseos o del logro de objetivos específicos. La persona de 60 años ha aprendido que la felicidad es un estado más sutil y complejo, que radica en la aceptación de la propia vida y en la capacidad de encontrar significado en las diferentes etapas del recorrido.

Para esta persona, la felicidad se vincula estrechamente con el sentimiento de estar en paz consigo misma y con su pasado. Valora la oportunidad de mirar hacia atrás y poder reconocer los aprendizajes y las lecciones valiosas que le han dejado tanto los momentos de éxito como los de adversidad. Esta aceptación y apropiación de la propia historia se vuelve fundamental para su bienestar.

Asimismo, la felicidad se asocia con la posibilidad de disfrutar de las relaciones significativas que ha cultivado a lo largo de los años, ya sean vínculos familiares, amistades profundas o lazos comunitarios. Poder compartir la sabiduría acumulada y dejar un legado positivo a las generaciones más jóvenes se convierte en una fuente de satisfacción y trascendencia.

Finalmente, la persona de 60 años suele valorar la importancia de mantener una actitud de gratitud y de estar presente en el momento actual. La felicidad radica en la capacidad de apreciar los pequeños placeres de la vida cotidiana y de no dejarse abrumar por las preocupaciones del futuro.

••A la edad de 80 años, la perspectiva de la felicidad adquiere una profundidad y una serenidad únicas. Después de haber recorrido un largo camino vital, la persona de 80 años ha aprendido que la felicidad no radica en la búsqueda incesante de placeres o en el logro de ambiciosas metas, sino más bien en la aceptación y el disfrute de lo que la vida le ha ofrecido.

Para este adulto mayor, la felicidad se encuentra en poder mirar hacia atrás con gratitud y reconocer los logros, los momentos de plenitud y las lecciones aprendidas a lo largo de su existencia. Ya no se trata de una emoción pasajera, sino de una sensación de plenitud y satisfacción interior por haber vivido una vida significativa. Valora profundamente poder disfrutar de la compañía de sus seres queridos y de compartir su sabiduría con las generaciones más jóvenes.

Mientras tanto, la persona de 100 años ha alcanzado un nivel de aceptación y sabiduría aún más profundo. Su perspectiva sobre la felicidad trasciende el ámbito individual y se enfoca en la trascendencia y la conexión con algo más amplio.

La felicidad se asocia con la sensación de haber dejado un legado positivo, de haber contribuido de manera constructiva a la sociedad y de poder contemplar con serenidad el ciclo natural de la vida. Disfruta de los pequeños placeres cotidianos y encuentra sosiego en la certeza de haber vivido plenamente.

En definitiva, creo que la felicidad en el ser humano es un fenómeno multifacético y profundamente arraigado en nuestra naturaleza como seres integrales. Requiere de un compromiso constante con nuestro crecimiento y con la búsqueda de sentido, más allá de la mera satisfacción momentánea.

En conclusión, la esencia de la felicidad reside en tres elementos fundamentales: es un estado mental de bienestar caracterizado por emociones positivas; está dentro de nuestro propio ser, esperando ser liberada; y se alcanza cuando hay armonía entre nuestros pensamientos, palabras y acciones.

Estas tres ideas clave nos brindan una comprensión profunda de la naturaleza de la felicidad y nos guían hacia la forma de cultivarla en nuestras vidas.

En primer lugar, la felicidad no es una emoción pasajera, sino un estado mental de bienestar que abarca una gama de emociones positivas, desde la satisfacción hasta la alegría absoluta. Esto implica que la felicidad no se trata solo de momentos de euforia, sino de un sentido perdurable de satisfacción y plenitud.

En segundo lugar, la felicidad no se encuentra en el exterior, sino que reside dentro de nosotros mismos. Como nos recuerda la sabiduría tradicional, "la felicidad está dentro de nuestro ser, solo hay que dejarla fluir". Esto significa que somos nosotros quienes tenemos el poder de acceder a esta fuente de bienestar, más allá de las circunstancias externas.

Por último, la felicidad se alcanza cuando existe armonía entre nuestros pensamientos, palabras y acciones. Cuando hay coherencia entre lo que pensamos, decimos y hacemos, encontramos un sentido de integridad y plenitud que nos lleva a la felicidad. Esta alineación interna es fundamental para experimentar el bienestar duradero que buscamos.

Así, la clave para encontrar la felicidad radica en reconocer que esta se encuentra dentro de nosotros, y en cultivar la armonía entre nuestro mundo interior y exterior. A través de la práctica consciente de pensar, hablar y actuar en alineación, podremos liberar esa felicidad inherente que nos espera.

Te invito a tomar este conocimiento y ponerlo en práctica en tu vida diaria. Observa tus pensamientos, presta atención a tus palabras y reflexiona sobre tus acciones. Busca la coherencia y la integridad, y deja que la felicidad fluya naturalmente. Recuerda que la felicidad no es un estado inalcanzable, sino una realidad inherente a tu ser que solo debes dejar emerger.

¿Eres feliz?

La felicidad, en última instancia, no es un estado permanente, sino un viaje lleno de altibajos, de aprendizaje y de crecimiento. Quizás la clave esté en abrazar la imperfección, cultivar la gratitud y dejarnos sorprender por la maravilla de la existencia.

Estas reflexiones nos invitan a cuestionarnos sobre nuestra propia felicidad. ¿Somos capaces de vivir con conciencia, armonía y propósito? ¿Hemos aprendido a encontrar la alegría en lo que tenemos, en lugar de enfocarnos en lo que deseamos?

Porque, como dijo sabiamente alguien, "la felicidad es salud y mala memoria". Tal vez la respuesta a la pregunta "¿Eres feliz?" radique en la capacidad de enfocarnos en lo positivo, de vivir el presente con plenitud y de **aceptar que la vida, con todos sus desafíos, es una bendición.**

Capítulo 23

El miedo al abandono

El miedo al abandono es una de las ansiedades más intensas y persistentes que pueden afectar a las personas. Se trata de una preocupación angustiante por ser dejado solo o rechazado por las figuras más importantes en la vida de alguien. Este miedo tiene sus raíces en experiencias pasadas de pérdida, abandono o rechazo, y puede tener un impacto significativo en la capacidad de establecer y mantener relaciones saludables.

Las personas que sufren de miedo al abandono a menudo muestran comportamientos que revelan esta ansiedad, como la necesidad constante de validación y atención, la evitación de situaciones que podrían conducir al abandono, o una excesiva dependencia emocional de los demás. Estos patrones de comportamiento se derivan de la necesidad básica de conexión y apego que todos los seres humanos experimentamos desde el momento del nacimiento.

En este capítulo, exploraremos en profundidad la naturaleza del miedo al abandono, sus orígenes, sus efectos en la vida de las personas y, lo más importante, las estrategias efectivas para superarlo. Mediante una comprensión exhaustiva de este fenómeno y el desarrollo de herramientas prácticas, buscaremos empoderar a los lectores para que puedan establecer relaciones más saludables y satisfactorias.

Las Raíces del Miedo al Abandono

El miedo al abandono tiene sus raíces en experiencias tempranas de la vida, especialmente aquellas relacionadas con la separación, la pérdida o el rechazo por parte de figuras significativas.

Estas experiencias pueden dar forma a creencias profundas sobre uno mismo y sobre los demás, lo que a su vez alimenta el temor de ser abandonado o rechazado.

Separación y Pérdida en la Infancia

Uno de los factores más comunes que pueden dar lugar al miedo al abandono es la experiencia de separación o pérdida durante la infancia. Esto puede incluir el divorcio de los padres, la muerte de un ser querido, o incluso la hospitalización prolongada de un progenitor. Estos eventos traumáticos pueden enseñar al niño que las relaciones son inestables y que las personas significativas pueden desaparecer repentinamente de su vida.

Por ejemplo, una persona que experimentó el divorcio de sus padres a una edad temprana puede haber aprendido a creer que las relaciones son inherentemente frágiles y que eventualmente serán abandonadas. Esta creencia puede llevarla a aferrarse desesperadamente a sus propias parejas, a temer la autonomía y a evitar situaciones que puedan poner en riesgo la relación.

Rechazo y Negligencia Emocional

Otro factor que puede contribuir al desarrollo del miedo al abandono es el rechazo o la negligencia emocional por parte de figuras importantes durante la infancia. Esto puede incluir la falta de atención, afecto o validación por parte de los padres, o el acoso y el rechazo por parte de compañeros en la escuela.

Estas experiencias pueden enseñar a la persona que no es digna de ser amada o aceptada, lo que a su vez puede generar una necesidad constante de aprobación y validación por parte de los demás. Por ejemplo, una persona que sufrió bullying o rechazo por parte de sus compañeros durante la escuela puede haber aprendido a creer que no es digna del afecto y la aceptación de los demás.

El Papel de los Apegos Tempranos

La necesidad básica de conexión y apego que experimentamos desde el nacimiento desempeña un papel crucial en el desarrollo del miedo al abandono. Los bebés y niños pequeños dependen por completo de sus cuidadores para satisfacer sus necesidades emocionales y físicas, y la capacidad de los padres o figuras de apego para responder de manera consistente y sensible a estas necesidades es fundamental para el desarrollo de un sentido de seguridad y confianza.

Cuando estas necesidades de apego no se satisfacen adecuadamente, ya sea por negligencia, rechazo o separación, el niño puede desarrollar un patrón de apego inseguro que se traduce en una ansiedad persistente por ser abandonado o rechazado. Esta ansiedad puede permanecer activa incluso en la edad adulta, influyendo en la forma en que la persona se relaciona con los demás.

El Impacto del Miedo al Abandono

El miedo al abandono puede tener un impacto profundo en la vida de las personas, afectando su capacidad para establecer y mantener relaciones saludables. Algunos de los efectos más comunes incluyen:

Dependencia Emocional Excesiva

Las personas con miedo al abandono a menudo muestran una necesidad constante de validación, atención y proximidad emocional de los demás. Pueden sentir que no pueden funcionar adecuadamente sin la presencia y el apoyo constante de sus seres queridos, lo que puede generar una sensación de sobrevivencia emocional. Esta dependencia excesiva puede asfixiar las relaciones y dificultar el desarrollo de la autonomía.

Evitación de la Intimidad

Paradójicamente, el miedo al abandono también puede llevar a la evitación de situaciones que podrían conducir al rechazo o la separación.

Las personas pueden ser reacias a compartir sus vulnerabilidades, temer el conflicto o la confrontación, y mantener a los demás a una distancia emocional como una forma de protegerse del posible abandono. Esto limita la capacidad para establecer conexiones profundas y gratificantes.

Comportamientos Disfuncionales

En un esfuerzo por evitar el abandono, las personas con miedo al abandono pueden desarrollar una variedad de comportamientos disfuncionales, como la manipulación, la agresión pasiva o el autosabotaje. Estas estrategias, aunque pretenden mantener a los demás cerca, a menudo terminan alejando a las personas significativas y empeorando los temores de abandono.

Dificultades en la Autorregulación Emocional

El miedo al abandono también puede afectar la capacidad de las personas para regular sus propias emociones. Cuando se sienten amenazadas por la posibilidad de ser abandonadas, pueden experimentar un aumento en la ansiedad, la ira o la depresión, lo que a su vez puede dificultar la comunicación efectiva y la resolución de conflictos en las relaciones.

Estrategias para Superar el Miedo al Abandono

Superar el miedo al abandono requiere un trabajo introspectivo y emocional profundo. Sin embargo, con las herramientas adecuadas y la perseverancia, es posible desarrollar una mayor seguridad y confianza en uno mismo y en las relaciones. Algunas estrategias clave incluyen:

Autoconocimiento y Autocompasión

Un primer paso crucial es desarrollar una mayor autoconciencia y comprender el origen de este miedo. Esto puede implicar la exploración de las propias experiencias pasadas, las creencias limitantes y los patrones de pensamiento y comportamiento que alimentan el miedo al abandono. Ser compasivo y amable consigo mismo a lo largo de este proceso es fundamental.

Fortalecimiento de la Autoestima

Trabajar en el desarrollo de una autoestima sólida y una sensación de valía personal independiente de la aprobación de los demás es clave. Esto puede incluir actividades de autocuidado, el establecimiento de límites saludables y la práctica de la autovalidación. A medida que la persona aprende a reconocer y valorar sus propias cualidades, disminuye la necesidad de depender excesivamente de los demás.

Construcción de Relaciones Seguras

Otro aspecto importante es aprender a establecer relaciones más saludables y seguras. Esto puede implicar ser más selectivo en la elección de las personas cercanas, comunicar abiertamente las propias necesidades y preocupaciones, y desarrollar la capacidad de confiar gradualmente en los demás. Con el tiempo, la persona puede ir aprendiendo a sentirse más segura en sus vínculos.

Desarrollo de la Resiliencia

Cultivar la resiliencia emocional, es decir, la capacidad de afrontar desafíos y recuperarse de las adversidades, también puede ayudar a superar el miedo al abandono. Esto puede incluir el aprendizaje de técnicas de autorregulación emocional, la práctica de la aceptación y el desarrollo de una perspectiva más resiliente ante las dificultades.

Terapia y apoyo profesional

En algunos casos, contar con el apoyo de un profesional de la salud mental, como un terapeuta o un psicólogo, puede ser de gran ayuda. Estos expertos pueden guiar a la persona a través del proceso de autoexploración, la reestructuración de creencias y la adquisición de habilidades para manejar el miedo al abandono de manera efectiva.

En resumen, el miedo al abandono es una ansiedad profunda y persistente que puede tener un impacto significativo en la vida de las personas. Sin embargo, mediante la comprensión de sus orígenes, los efectos que produce y el desarrollo de estrategias efectivas, es posible superar este desafío y establecer relaciones más saludables y satisfactorias.

A través de la autoconciencia, el fortalecimiento de la autoestima, la construcción de vínculos seguros y el cultivo de la resiliencia, las personas pueden aprender a confiar en sí mismas y en los demás, y a encontrar la libertad emocional que tanto anhelan. Con paciencia, perseverancia y el apoyo adecuado, es posible transformar el miedo al abandono en una oportunidad para el crecimiento personal y el desarrollo de relaciones más plenas y enriquecedoras.

Capítulo 24

El odio:
Un castigo autoimpuesto

El odio es una emoción poderosa e intensa que podría tener raíces muy profundas en el bienestar emocional y psicológico de una persona. La psicología lo define como: Estado afectivo caracterizado por sentimientos de hostilidad, repugnancia y deseo de hacer sufrir o causar daño a otra persona, diferencia, injusticias o conflicto.

Diversas fuentes pueden alimentar este odio, como experiencias personales negativas, prejuicios sociales, ideologías extremistas, traumas pasados o rivales personales. Este odio podría estar dirigido a religiones, géneros, culturas, personas, grupos étnicos, cualquier otra entidad percibida como diferente o amenazante. El odio tiene infinitas formas de ser manifestado, verbales de desprecio, insultos hasta acciones agresivas o violentas.

La perspectiva psicológica, afirma que el odio es una reacción emocional compleja que implica procesos conscientes, cognitivos y emocionales. A nivel cognitivo, el odio puede estar asociado con percepciones turbias, estereotipos mal infundados y pensamientos descabellados sobre la persona u cosa que se odia. Estas desfiguraciones cognitivas pueden alimentar y reforzar sentimientos de resentimiento y antipatía.

Emocionalmente el odio, puede ir escoltado de intensas sensaciones de ira, amargura, rencor, desprecio y desprecio hacia la persona u objeto odiado. Esta misma emoción negativa puede generar situaciones de malestar psicológico crónico fiel contribuyente al desarrollo de trastornos como ansiedad, depresión y estrés postraumático.

En el ámbito motivacional, el odio puede ser generado por un deseo de venganza, justicia o por el simple hecho de querer dominar sobre el otro. Las personas intoxicadas con odio pueden motivarse a causar daño o sufrimiento a la o las personas que odia como una forma de redimir su sentido de poder, equilibrio o control.

El odio desmesurado actúa como alimento incandescente a los efectos nocivos del comportamiento en las relaciones interpersonales y el bienestar comunitario. Aumentando incontrolablemente la violencia, conflictos internos y externos, fomenta la discriminación, la exclusión y la marginación de grupos sociales.

Además, el odio causa situaciones de desconfianza, división y polarización en la sociedad, el diálogo y la reconciliación entre individuos y comunidades.

El odio es considerado una emoción compleja profundamente enraizada en la condición humana. Con frecuencia es fácil percibirla como algo interno, algo que surge de nuestro ser. A lo cual no hay verdad en ello ya que el odio no es algo que se originó dentro nuestro, sino fue causado por la reacción a situaciones y comportamientos externos que causaron una provocación para actuar de manera intensa.

El odio no es una emoción naturalmente unida al ser humano, sino más bien un castigo que nos imponemos a nosotros mismos cuando reaccionamos de manera adversa ante el comportamiento de otros. Es una consecuencia de nuestras propias acciones y pensamientos, no algo que simplemente "está ahí" desde el principio.

Si queremos manejar esta emoción de odio auto inducida de una manera efectiva, debemos abordarla de una forma comprensible e identificarla como una reacción consecuente.

Al entender e identificar que el sentimiento de odio no es una parte congénita de nosotros, sino más bien es la forma cómo respondemos ante los estímulos externos, podemos iniciar el trabajo interno en cómo contrarrestar los efectos negativos y fortuitamente liberarnos de su peso.

Ejemplos de Odio

El odio puede manifestarse de diversas formas en nuestra vida cotidiana. Algunos ejemplos comunes incluyen:

El resentimiento hacia un compañero de trabajo que ha recibido un ascenso que nosotros creíamos merecer.

La animadversión hacia un vecino que deja su perro ladrar durante horas interrumpiendo nuestro sueño.

El rencor hacia una expareja que nos fue infiel y rompió nuestra confianza.

La aversión hacia un grupo étnico o religioso debido a ideas preconcebidas o experiencias negativas.

El odio surge en cada uno de estos casos, como una reacción emocional intensa que nos afecta personalmente. No es un sentimiento que ya es parte nuestro, algo que ya "está ahí" más bien es una respuesta que nosotros mismos generamos.

Cómo Contrarrestar los Efectos Negativos del Odio

Para que el odio pueda ser manejado de forma efectiva y no dejarlo explotar, debemos reconocer que es una reacción auto inducida. Cuando comprendemos que el odio no es una emoción constitutiva, sino una consecuencia anidad en nuestras acciones y pensamientos, vamos a poder empezar a trabajar en cómo contrarrestar los efectos negativos.

La empatía es considerada como una forma efectiva para lograr el manejo del odio.

Si nos ponemos en los zapatos de la persona que nos provoca el odio y entender sus impulso y motivaciones, vamos a disipar el rencor y la enemistad que sentimos hacia ella. Esto no significa olvidar lo que hizo, sino más bien llegar a entender su comportamiento desde otra perspectiva con compasión y más amplia.

Optar por no luchar contra el odio constantemente, aceptar que es una emoción normal y saludable, pero que no debe alojarse en nuestras vidas por mucho tiempo, se puede utilizar cómo estrategia útil para cultivar la aceptación y la serenidad. Esto se logra meditando, con ejercicios y una que otra estrategia diferente del manejo del estrés que nos ayudará a no retener el odio para recuperar la calma y la tranquilidad.

Efectos del Odio en el Cerebro, la Mente y el Cuerpo

Es de suma importancia reconocer que el odio no solo tiene repercusiones emocionales, sino también efectos a nivel cognitivo y físico. Está documentado que el odio es un activador cerebral de las regiones que perciben el dolor físico, explicando de esta forma el malestar corpóreo al experimentar esta emoción turbia.

Cuando experimentamos odio, hormonas de estrés como el cortisol son liberadas en nuestro organismo, lo cual, consecuentemente causa efectos negativos internamente a mediano y corto plazo. A corto plazo, genera síntomas como tensión muscular, dolor de cabeza, dificultad para enfocarse y problemas digestivos. A mediano plazo la cosa es más complicada ya que el odio mantenido puede causar un debilitamiento del sistema inmunológico, aumenta el riesgo de enfermedades cardiovasculares y cultivar el desarrollo de trastornos mentales como la depresión y la ansiedad.

Por ende, cuando llegamos a comprender que el odio es una reacción auto inducida, aprenderemos a manejarlo de manera crucial y más efectiva para no tener consecuencias físicas ni mentales a largo plazo.

Al trabajarlo estratégicamente, contrarrestaremos los efectos negativos y así poder lograr una vida más equilibrada, plena y saludable.

De manera concisa, el odio no es una emoción indivisible, sino más bien un castigo que nos imponemos a nosotros mismos cuando reaccionamos de manera negativa ante el comportamiento de otros. Al comprender esta dinámica, podemos empezar a abordar el odio de manera más efectiva, cultivando la empatía, la aceptación y la serenidad. De tal manera no solo ayudaremos con el mejoramiento de nuestro bienestar emocional, sino también protegeremos nuestra salud mental y física a largo plazo.

Capítulo 25

Mindfulness. Qué es y Qué no es

El "mindfulness" o "atención plena" es la última gran moda de la "meditación oriental" y de la New Age que hace furor en Occidente. Esta técnica de origen budista, aunque se intente esconder su connotación religiosa, lleva años despertando un gran interés. Altos ejecutivos, estrellas de Hollywood, profesores, psicólogos y hasta médicos lo recomiendan o utilizan habitualmente, dándole gran visibilidad.

Cientos de manuales y libros sobre el tema se han publicado durante estos últimos años, a la vez que se han multiplicado los congresos, retiros y charlas sobre el mindfulness, ya sea como complemento a la oración o como forma de sobrellevar la ansiedad o el estrés. Incluso en el seno de la Iglesia se ha extendido y estas técnicas se pueden encontrar en casas de retiros.

Pero ¿qué es realmente el mindfulness? ¿En qué se basa? ¿Cómo se practica? Y lo que es más importante, ¿qué no es el mindfulness? A continuación, exploraremos a fondo este fenómeno que está acaparando tanta atención y como muchas otras prácticas populares suelen tener algunas fases oscuras que no son comentadas a sus practicantes.

El Origen Budista del Mindfulness

El budismo se originó en el norte de la India, donde hace 2.600 años había una de las civilizaciones más importantes del mundo.

El mindfulness o "atención plena" encuentra sus raíces en las antiguas enseñanzas budistas. Es una traducción del término pali "sati", que forma parte de las Cuatro Nobles Verdades y el Noble Óctuple Sendero expuestos por Buda hace más de 2.600 años.

En el budismo theravada, la meditación de atención plena o "vipassana" es una práctica central.

La esencia del mindfulness budista es prestar atención al momento presente con aceptación, sin juzgar. Esto implica observar con amabilidad y ecuanimidad los pensamientos, emociones y sensaciones físicas que surgen, sin apegarse a ellos ni rechazarlos. Es una forma de entrenar la mente para estar plenamente presente y conectada con la realidad, en lugar de divagar en el pasado o proyectarse hacia el futuro.

A medida que el budismo se fue extendiendo, el mindfulness se convirtió en una práctica importante en diversas tradiciones como el budismo zen, el budismo tibetano y otros. Aunque las técnicas pueden variar, el principio fundamental sigue siendo el mismo: cultivar una conciencia plena del momento presente, libre de juicios.

La Popularización en Occidente

Fue en la década de 1970 cuando el mindfulness comenzó a ganar terreno en Occidente, de la mano de maestros budistas como Thich Nhat Hanh y escritores influyentes como Jack Kornfield y Joseph Goldstein. Pero quien realmente impulsó su difusión masiva fue el biólogo molecular Jon Kabat-Zinn.

Kabat-Zinn desarrolló en 1979 un programa de reducción del estrés basado en mindfulness (MBSR) en la Universidad de Massachusetts. Este programa de 8 semanas enseñaba técnicas de meditación de atención plena y ejercicios de conciencia corporal a pacientes con dolor crónico y otras enfermedades. Los resultados fueron tan positivos que el MBSR se extendió rápidamente a otros centros médicos y luego al público en general.

Desde entonces, el mindfulness se ha popularizado enormemente, tanto en el ámbito clínico como en el empresarial, educativo y personal.

Se percibe como una herramienta poderosa para reducir el estrés, aumentar la concentración, manejar las emociones difíciles y promover el bienestar general.

Cómo se Practica el Mindfulness

Si bien el mindfulness se basa en conceptos budistas, su práctica actual en Occidente suele presentarse de una manera más secular y desvinculada de la religión. Veamos algunas de las formas más comunes de cultivar la atención plena:

La Meditación Formal

La meditación es uno de los pilares fundamentales del entrenamiento en mindfulness. Consiste en sentarse en silencio y quietud, enfocando la atención en la respiración, las sensaciones corporales, los sonidos circundantes o un objeto de concentración. Cuando la mente se dispersa (algo inevitable), se retorna suavemente la atención al foco elegido, sin juzgar.

Las sesiones formales de meditación mindfulness suelen durar entre 10 y 45 minutos, aunque se recomienda comenzar con periodos breves e ir incrementando gradualmente. El propósito es desarrollar una conciencia sostenida del momento presente, observando los fenómenos mentales y físicos con curiosidad y aceptación.

Ejercicios de Atención Informal

Además de la meditación formal, el mindfulness se practica integrando la atención plena en las actividades cotidianas. Esto puede incluir prestar atención consciente mientras se camina, se come, se trabaja o se interactúa con otros. La clave es mantenerse plenamente presente y conectado con la experiencia directa en lugar de operar en "piloto automático".

Algunos ejercicios informales comunes son: enfocar la atención en las sensaciones al respirar, comer de manera consciente saboreando cada bocado, o practicar la escucha plena durante una conversación. Estos ejercicios ayudan a cultivar la presencia mental y a abandonar los patrones habituales de distracción.

¿Qué Diferencia hay entre Meditación y Mindfulness?

Si bien la meditación y el mindfulness están estrechamente relacionados, no son exactamente lo mismo. La meditación es una práctica formal de entrenamiento mental, mientras que el mindfulness es una cualidad o estado mental que puede integrarse en cualquier actividad.

En palabras de Jon Kabat-Zinn: "La meditación es la práctica de apertura y recepción consciente a la experiencia presente, y el mindfulness es esa conciencia misma: el renovado reconocimiento de la realidad presente tal como es."

Dicho de otra manera, la meditación es un medio para cultivar el mindfulness, que es el fin. A través de la práctica meditativa, se desarrolla la capacidad de estar plenamente presente y atento momento a momento, no sólo durante la meditación formal sino en cada aspecto de la vida.

De todos modos, ambas disciplinas se complementan y realimentan mutuamente. Cuanto más se medita, mayor es la capacidad de ser consciente. Y cuanto más consciente se es en la vida cotidiana, más fácil resulta la práctica meditativa.

¿Cuánto Tiempo Meditar?

Una pregunta frecuente de quienes comienzan con el mindfulness es cuánto tiempo se debe meditar. No hay una respuesta única, ya que depende de los objetivos, el nivel de experiencia y las circunstancias personales de cada uno.

Para los principiantes, se recomienda comenzar con sesiones cortas de 5 a 10 minutos al día. A medida que la práctica se vuelve más cómoda, se puede ir aumentando gradualmente hasta 20, 30 o 45 minutos. Incluso practicar durante 5-10 minutos al día puede generar beneficios significativos.

Los expertos sugieren que para obtener los máximos beneficios del mindfulness, es ideal meditar entre 30 y 45 minutos diarios. Sin embargo, esto no siempre es factible para todos. Lo importante es ser consistente y practicar con regularidad, incluso si son sesiones más breves.

Al final, no hay un tiempo "correcto" para meditar. Cada persona debe encontrar lo que funciona mejor según su estilo de vida y objetivos personales. La clave es no forzarse, mantener una actitud de amabilidad y paciencia, y permitirse adaptar la práctica a las propias necesidades y circunstancias.

Diferencia entre Atención Plena y Meditación

Aunque la meditación y el mindfulness van de la mano, existen algunas diferencias importantes entre ambos conceptos:

La meditación normalmente implica una práctica dedicada, un tiempo específico reservado para sentarse y enfocar la atención. Es una disciplina formal con técnicas y posturas particulares.

Por otro lado, la atención plena o mindfulness es una cualidad de consciencia que se puede aplicar e integrar en cada momento de la vida diaria, ya sea mientras se camina, se trabaja, se come o se realizan otras actividades cotidianas.

Jon Kabat-Zinn lo explica así: "La meditación es como ir al gimnasio para entrenar tus músculos. La atención plena es el músculo en sí mismo".

Dicho de otra manera, la meditación es un entrenamiento para desarrollar la capacidad de mindfulness, pero este último no se limita sólo a los períodos de práctica formal. Es un estado de conciencia receptiva y presente que se puede cultivar en cada instante.

Si bien los dos conceptos no son lo mismo, se complementan extremadamente bien. Cuanto más se medita y se entrena la atención, mayor será la habilidad para estar plenamente consciente durante el resto del día. Y a su vez, mientras más consciente se está en la vida diaria, más fáciles y profundas serán las sesiones meditativas.

En resumen, la meditación es un vehículo o herramienta para alcanzar el mindfulness, que es el verdadero objetivo: vivir con plena conciencia del momento presente.

Mindfulness vs Yoga

Tanto el mindfulness como el yoga tienen raíces en las tradiciones contemplativas orientales, pero no son exactamente lo mismo. Veamos sus principales diferencias:

El yoga es una antigua disciplina hinduista que combina posturas físicas (asanas), ejercicios de respiración (pranayama), meditación y filosofía ética. Si bien el yoga moderno en Occidente suele enfocarse más en el aspecto físico de los asanas, en su forma tradicional es una práctica holística para armonizar cuerpo, mente y espíritu.

El mindfulness, por su parte, proviene del budismo y se centra específicamente en el entrenamiento de la atención y la conciencia plena del momento presente. No involucra posturas físicas, sino que utiliza principalmente la meditación sentada y ejercicios de atención informal.

Ambas disciplinas comparten el objetivo de calmar la mente y reducir el sufrimiento, pero lo abordan desde enfoques diferentes:

El yoga busca la fortaleza, flexibilidad y armonía de la mente, cuerpo y espíritu a través de posturas, respiración, meditación y ética. El mindfulness se enfoca en aplicar la meditación y la atención plena a los desafíos y problemas que surgen en la vida diaria, con el objetivo de aprender a controlar las emociones y responder con mayor sabiduría.

Si bien son caminos distintos, el yoga y el mindfulness se complementan muy bien entre sí. De hecho, muchas clases y estilos de yoga moderno incorporan técnicas de atención plena. Y a su vez, el mindfulness recomienda la práctica de yoga suave (como hatha yoga) para cultivar la conexión mente-cuerpo.

Ambos pueden reforzarse mutuamente en el viaje hacia un mayor equilibrio, calma interior y bienestar integral.

Diferencia entre Meditación y Mindfulness

Hemos visto que el mindfulness y la meditación están íntimamente relacionados, pero no son exactamente lo mismo. Revisemos con mayor detalle sus principales diferencias:

Objetivos:

El mindfulness busca potenciar el enfoque, la atención plena y la conciencia del momento presente en la vida diaria.

La meditación, por otro lado, procura alcanzar una relajación profunda y un estado de calma y claridad mental.

Beneficios:

Los beneficios del mindfulness incluyen mejoras en el rendimiento, la productividad, la regulación emocional, las relaciones interpersonales y la resolución de conflictos.

La meditación beneficia principalmente la salud mental y emocional, al reducir el estrés, la ansiedad y la depresión. También mejora la toma de decisiones y la introspección.

Práctica:

El mindfulness se practica informalmente integrando la atención plena en las actividades cotidianas como caminar, comer, trabajar, etc. La meditación es una práctica formal con posturas y técnicas específicas, como la meditación de atención a la respiración, la contemplación, etc.

Característica:

La característica principal del mindfulness es la conciencia receptiva del momento presente, sin juzgar.

En la meditación, la calma mental, la concentración enfocada y la introspección son los aspectos clave.

Como vemos, si bien están entrelazados, tienen matices y propósitos diferentes. El mindfulness busca permanecer consciente y atento durante cada actividad, mientras que la meditación procura la quietud y el silencio mental.

De todos modos, ambas disciplinas se complementan de manera muy efectiva. La meditación ayuda a cultivar la capacidad de mindfulness, y el mindfulness facilita la práctica meditativa al mantener la mente más estable y presente.

Evidencia Científica y Efectos Secundarios

Si bien el mindfulness ha ganado una gran popularidad en las últimas décadas, también ha recibido algunas críticas y advertencias respecto a sus limitaciones y potenciales riesgos. Es importante analizar con objetividad tanto los beneficios como los desafíos de esta práctica.

Falta de Evidencia Científica Sólida

Uno de los principales cuestionamientos al mindfulness es la falta de evidencia científica rigurosa y contundente que respalde sus beneficios proclamados.

Si bien hay numerosos estudios que sugieren impactos positivos en el manejo del estrés, la reducción de la ansiedad, la mejora de la atención, entre otros, la mayoría de estas investigaciones tienen limitaciones metodológicas.

Muchos de los estudios sobre mindfulness son de pequeña escala, carecen de grupos de control adecuados, utilizan medidas de autoinforme sesgadas o no tienen un seguimiento a largo plazo. Esto dificulta determinar si los beneficios observados son realmente atribuibles al mindfulness o a otros factores.

Algunos expertos argumentan que se necesitan ensayos clínicos más amplios, controlados y metodológicamente sólidos antes de poder hacer afirmaciones concluyentes sobre la eficacia del mindfulness para diversos trastornos y condiciones.

Efectos Secundarios y Riesgos Potenciales

Otro aspecto para considerar son los posibles efectos secundarios y riesgos imprevistos asociados a la práctica del mindfulness, que a menudo no son advertidos adecuadamente.

Algunas investigaciones han documentado que, en ciertos individuos, especialmente aquellos con antecedentes de trauma o trastornos psicológicos, el mindfulness puede desencadenar o exacerbar síntomas como miedo, ansiedad, insomnio, pensamientos intrusivos y ataques de pánico.

Esto suele ocurrir cuando las personas no están debidamente preparadas o guiadas para enfrentar las emociones, recuerdos o sensaciones difíciles que pueden surgir al prestar mayor atención a su experiencia interna.

Además, el uso generalizado del mindfulness por parte de personas sin la capacitación adecuada como instructores o terapeutas puede provocar problemas si no se maneja de manera apropiada y con las precauciones necesarias.

Otro riesgo potencial es la tendencia a utilizar el mindfulness como una "solución rápida" para problemas complejos que requerirían un abordaje más integral y profesional. Algunos individuos pueden desarrollar expectativas poco realistas o utilizar estas técnicas como una forma de evidencia.

Aceptación y Comprensión de lo que es el Mindfulness

A pesar de las críticas y precauciones mencionadas, gran parte de la confusión y los malentendidos sobre el mindfulness provienen de concepciones erróneas sobre lo que realmente implica esta práctica. Es fundamental comprender qué es y qué no es el mindfulness para apreciarlo adecuadamente.

El Mindfulness No Se Trata de "Sentirse Bien"

Una de las ideas equivocadas más comunes es que el objetivo del mindfulness es lograr un estado de felicidad o bienestar constante. Sin embargo, la definición misma de mindfulness no sugiere esto.

El mindfulness se describe como la conciencia plena y sin juzgar del momento presente. No tiene que ver con alcanzar un estado emocional o mental específico, sea de calma, alegría o cualquier otro.

De hecho, el mindfulness implica abrir nuestra conciencia y aceptar toda la gama de experiencias que surgen, tanto las placenteras como las dolorosas. Podemos ser plenamente conscientes de la experiencia de la alegría, pero también de la tristeza, la frustración o el sufrimiento.

El objetivo no es perseguir estados mentales positivos ni evitar los negativos. Más bien, se trata de desarrollar una relación de aceptación y compasión con toda nuestra experiencia, sin apegarnos ni rechazarla.

Ser consciente del dolor o el malestar no significa que debamos quedarnos atrapados en esas emociones.

Al contrario, el mindfulness nos permite observarlas con mayor claridad y responder de manera más sabia, en lugar de reaccionar impulsivamente. El Mindfulness

No es la Ausencia de Pensamiento

Otro concepto erróneo muy extendido es que para practicar el mindfulness debemos lograr una mente totalmente vacía de pensamientos. Esto es incorrecto e inviable para la gran mayoría de los seres humanos.

La mente tiene una tendencia natural a generar un flujo constante de pensamientos, imágenes, planes, recuerdos, juicios, etc. Intentar forzar su completo silencio sería una batalla interminable y contraproducente.

El mindfulness no se trata de eliminar o suprimir los pensamientos, sino de relacionarse con ellos de una manera diferente. En lugar de identificarnos con ellos o quedarnos atrapados en ese río mental, el mindfulness nos permite tomar distancia y observarlos con calma y objetividad.

Cuando nuestra atención se dispersa con un pensamiento durante la práctica, simplemente lo notamos con amabilidad y redirigimos suavemente nuestro foco de regreso al presente, una y otra vez. No luchamos contra la mente, sino que la entrenamos con paciencia.

De hecho, el mindfulness nos ayuda a ser conscientes del flujo de pensamientos, en lugar de estar completamente identificados e inmersamente atrapados en ellos, como suele suceder habitualmente. Es una forma de relacionarnos con la actividad mental de manera más saludable.

El Mindfulness No es Religioso

Dado que el mindfulness tiene su origen en las enseñanzas budistas, existe el mito de que es una práctica inherentemente religiosa o vinculada al budismo. Pero esto es un malentendido.

Si bien las raíces del mindfulness son budistas, en su forma actual adaptada al contexto occidental se presenta de manera completamente secular y universal. No requiere adoptar ninguna creencia, filosofía o ritual religioso en particular.

El mindfulness, en esencia, es simplemente un ejercicio de prestar atención de manera consciente y receptiva a la realidad del momento presente. Cultivar esta conciencia plena es algo que los seres humanos de cualquier sistema de creencias o de ninguno pueden explorar y practicar.

Lo que significa mindfulness es conciencia del momento presente, una capacidad innata que todos poseemos y que puede ser entrenada. Por tanto, no tiene por qué haber nada religioso, espiritual o filosófico impuesto sobre la práctica misma.

Por supuesto, quienes lo deseen pueden integrar el mindfulness con sus propias creencias o prácticas contemplativas. Pero en sí mismo, el mindfulness es una herramienta neutral, un camino de atención y conciencia plena accesible a cualquiera, independientemente de su trasfondo.

El Mindfulness No es una Solución Rápida

Otra idea equivocada muy común es ver el mindfulness como una especie de "píldora mágica" que resolverá rápidamente cualquier problema o sufrimiento. Pero la práctica del mindfulness no ofrece esas soluciones instantáneas ni es un sustituto para el trabajo personal profundo que cada individuo debe realizar.

El mindfulness no es un "parche" superficial ni un atajo, sino un camino de desarrollo de la conciencia, la sabiduría y la compasión que requiere dedicación, paciencia y esfuerzo sostenido.

Es un viaje de toda la vida que nos enseña a abrazar nuestra realidad con mayor aceptación y responder con mayor integridad.

Por ejemplo, si alguien sufre de ansiedad, depresión, trauma o adicciones, el mindfulness por sí solo no será suficiente. Puede complementar otros tratamientos necesarios como terapia, grupos de apoyo o incluso medicación en casos graves. Pero no es un sustituto o cura milagrosa.

Asimismo, el mindfulness no evitará que surjan dificultades, problemas o sufrimiento en nuestras vidas. Lo que sí puede hacer es cambiar nuestra relación con esas experiencias difíciles, dándonos herramientas para responder desde un espacio más consciente y compasivo.

La cábala enfatiza la importancia de elevar la conciencia a través de la contemplación y la meditación en las letras sagradas del alfabeto hebreo y los diversos nombres y atributos divinos.

Estas prácticas pueden ser vistas como formas de mindfulness en sí mismas, ya que requieren un enfoque intenso y una atención sostenida.

Sin embargo, la cábala también advierte sobre los peligros de enfocar la mente de manera excesiva o desequilibrada. Se enseña que la conciencia plena debe ir acompañada de un corazón abierto y una conexión con las emociones más profundas y la compasión. De lo contrario, el mindfulness podría convertirse en un ejercicio puramente intelectual y desconectado de la totalidad de la experiencia humana.

Es así que, desde la perspectiva de la cábala, el mindfulness puede ser una valiosa herramienta espiritual si se practica con la intención correcta y se integra con una comprensión más profunda de la unidad divina subyacente. Pero también debe equilibrarse con la apertura del corazón y la compasión para evitar caer en un enfoque demasiado cerebral y desconectado.

En resumen, el mindfulness es un viaje profundo de autodescubrimiento, autoconocimiento y autosanación. Pero es un camino gradual que requiere compromiso, humildad y mantenerse con los pies en la tierra en lugar de buscar soluciones mágicas.

Conclusión

A lo largo de este extenso capítulo, hemos explorado a fondo el fenómeno del mindfulness desde diversas perspectivas. Hemos rastreado sus raíces budistas, su creciente popularización en Occidente y las formas en que se practica actualmente.

Pero también hemos analizado críticas y advertencias importantes, como la falta de evidencia científica sólida que respalde todas sus proclamadas bondades, así como los posibles efectos secundarios y riesgos si no se aborda de manera adecuada y con la debida preparación.

Más allá de eso, hemos aclarado algunos de los mitos y concepciones erróneas más comunes sobre el mindfulness, como la idea de que se trata de alcanzar un estado de felicidad constante, tener una mente vacía de pensamientos, estar ligado a creencias religiosas o ser una solución rápida para todos los problemas.

En su esencia, el mindfulness es simplemente la práctica de cultivar una conciencia plena, receptiva y libre de juicios del momento presente. No se trata de perseguir estados mentales o emociones específicos, sino de abrazar con amabilidad y ecuanimidad toda nuestra experiencia tal como es.

Es un camino de autoconocimiento, autodescubrimiento y sanación interior que nos permite relacionarnos con mayor sabiduría y compasión ante los desafíos inevitables de la vida humana. Pero es un viaje gradual que requiere paciencia, esfuerzo sostenido y mantenerse con los pies en la tierra.

Aunque el mindfulness puede ser beneficioso para muchas personas, tampoco es una panacea universal. Cada individuo debe examinar y decidir por sí mismo si esta práctica se adapta con ellos y si desean integrarla como parte de su camino de bienestar y crecimiento personal.

Lo más importante es acercarse al mindfulness con una mente abierta, objetiva y realista, libre de expectativas mágicas o conceptos preconcebidos. Sólo entonces podremos apreciar verdaderamente su valor y cultivar esta conciencia plena de una manera auténtica y transformadora.

En última instancia, el mindfulness es un sendero de sabiduría milenaria que nos recuerda gentilmente que la verdadera libertad radica en estar plenamente presentes y conscientes en cada momento de nuestras vidas. Un camino que alienta la compasión, la aceptación y la profunda conexión con la naturaleza humana en su forma más pura y esencial.

Ya sea que lo abracemos o no, el mindfulness nos invita a despertar de los frecuentes trances de inconsciencia en los que solemos vivir inmersos. Nos desafía a soltar los patrones reactivos que tantas veces nos causan sufrimiento y a hacer una pausa para contemplar este misterioso viaje de la vida con nuevos ojos.

Porque en el fondo, mindfulness no es más que un retorno a la conciencia básica que ya poseemos, pero que tendemos a descuidar en el ajetreo y las distracciones de la vida moderna. Es un recordatorio para conectar nuevamente con la riqueza del presente, en lugar de soñar despiertos con el pasado o proyectarnos ansiosamente hacia un futuro imaginado.

Cultivar esta cualidad de presencia consciente no es fácil al principio, ya que vamos a contracorriente de nuestros hábitos profundamente arraigados.

Pero con práctica constante, paciencia y amabilidad hacia nosotros mismos, es posible desarrollar una nueva relación con la vida, una que esté enraizada en la claridad, la aceptación y la libertad interior.

Así que, si algo nos ha enseñado este viaje a través del mindfulness, es que nunca es demasiado tarde para comenzar a prestar atención. Para dejar de vivir en piloto automático y conectar de lleno con el milagro siempre presente de estar vivos aquí y ahora. Porque esta conciencia plena del momento es la verdadera puerta hacia una vida con más propósito, autenticidad y realización profunda.

Capítulo 26

El poder del silencio

El poder del silencio es una habilidad que pocas personas logran dominar por completo, pero que, cuando se cultiva adecuadamente, puede transformar nuestras vidas y relaciones de manera significativa. El silencio no solo nos ofrece la oportunidad de reflexionar sobre nuestras acciones y palabras, sino que también nos permite conservar nuestra integridad, fortaleza y dignidad en un mundo lleno de ruidos y conflictos.

Comúnmente, en situaciones de conflicto, chismes y rumores, el silencio se despliega como un escudo de poder. En nuestra vida cotidiana, es inevitable encontrarnos con personas que se deleitan difundiendo información dañina o rumores infundados sobre los demás. Cuando optamos por el silencio y no opinamos nada, contribuimos a que la propagación de información maliciosa e incorrecta no se siga propagando, al mismo tiempo nos alejamos de este tipo de conversaciones y nos mantenemos neutrales.

A lo largo de este capítulo, exploraremos cómo el silencio puede actuar como escudo ante la negatividad, cómo puede edificar y sanar heridas cuando se utiliza de forma responsable, y cómo puede ser una herramienta de preservación y protección en diferentes contextos. Además, examinaremos ejemplos prácticos y reflexionaremos sobre cómo optar por el silencio puede mantener nuestras relaciones limpias y respetuosas.

En un mundo saturado de ruido y palabras superfluas, donde los labios parecen estar en constante movimiento para articular lo inefable, el silencio emerge como un refugio apacible y un lienzo en blanco sobre el cual se cierne la verdad desnuda.

Frente a la maledicencia y los rumores que serpentean como veneno en los oídos incautos, guardar silencio se erige como un bálsamo curativo, una poderosa herramienta de autoconservación y una manifestación inequívoca de sabiduría.

Cuando las lenguas afiladas se desatan en un frenesí de difamación y calumnias, el silencio actúa como un escudo protector, rechazando los dardos envenenados de la malicia explícita. En lugar de sumergirse en el lodazal de las habladurías y contribuir a la propagación de la toxicidad, el sabio opta por envolver su alma en un manto de quietud, negándose a ser cómplice de la destrucción que las palabras mal intencionadas pueden desatar.

Al permanecer en silencio, lejos de ser una señal de debilidad, es un baluarte de dignidad, integridad del individuo frente a los embates de difamación. Las personas que se han conseguido desarrollar una madurez espiritual y emocional, han comprendido que el silencio no es una subyugación, sino una elección responsable y sensata para conservar la paz interior y evitar el desgaste inútil de energías en altercados sin sentido.

Cuando los chismes y rumores se diseminan como una epidemia, arropándolo completamente en su manto de desconfianza e incertidumbre, el silencio se transforma en un potente antídoto contra la toxicidad. Cuando se decide no ser parte de la dispersión de información no verificada, fraudulenta o podrida, se demuestra un compromiso moral con la honestidad y el respeto, tanto para uno mismo como para los demás.

Guardar silencio en un mundo donde las críticas destructivas fluyen como un río caudaloso, alimentadas por la envidia, el resentimiento y la malicia, es un acto de sabiduría e inteligencia.

Este tipo de críticas podridas, a diferencia de las constructivas que buscan catapultar y mejorar a la persona, solo tienen como objetivo desestabilizar emocionalmente, herir, y destruir la reputación ajena. Al optar por el silencio, el individuo maduro rechaza ser arrastrado por la vorágine de negatividad y elige preservar su propia integridad emocional.

El silencio no es una rendición cobarde, sino una manifestación de fuerza interior y autocontrol. Una disciplina inquebrantable es requerida en el individuo para poder resistir la tentación y no pagar con la misma moneda y así poder alejarse lo más lejos posible de disputas estériles que sólo alimentan el ciclo de resentimiento y amargura. El sabio comprende que las palabras, una vez pronunciadas, no pueden ser recobradas, y que el silencio a menudo es la mejor respuesta frente a las provocaciones y los ataques verbales.

Cuando una persona guarda silencio es un acto de respeto hacia los demás y hacia uno mismo. Al prescindir de participar en los rumores y chismes, el individuo demuestra su obligación con la conservación de la dignidad ajena y su rechazo a contribuir a la corrosión del tejido social. La aplicación del silencio se convierte en un gesto de madurez, donde las habladurías y críticas destructivas no tienen participación en una sociedad sana y respetuosa.

Por otro lado, debemos entender que el silencio no es la ausencia de palabras; sino más bien es una presencia poderosa que habla por sí misma. Cuando la persona se decide por guardar silencio ante las provocaciones, su actitud serena y su aplomo inquebrantable se convierten en un testimonio viviente de su carácter y su integridad moral. Lejos de ser un acto de cobardía, es una clara ilustración de fuerza interior y confianza inamovible de sí mismo.

En un mundo donde las palabras se desgastan y pierden su significado por el uso excesivo e indiscriminado, el silencio adquiere un valor incalculable. Es un lienzo en blanco sobre el cual se pueden proyectar los pensamientos más profundos y las reflexiones más trascendentales.

En el silencio, el individuo encuentra un espacio propicio para la introspección, para el cultivo de la sabiduría interior y para la conexión con su esencia más auténtica.

El silencio es un filtro súper poderoso, les permite a las personas identificar y discernir entre lo superfluo podrido y lo esencial, entre lo verdadero y lo falso. Cuando el timbre de la voz del exterior se enmudece, la voz interior se escucha con claridad, guiando a la persona a una compresión más profunda de sí mismo y del mundo en el que habita.

El silencio es un acto compasivo y empático hacia los demás. Al evitar juzgar deliberadamente a aquellos que se vieron involucrados en chismes y rumores, las personas sabias reconocen la fragilidad humana y la necesidad de ofrecer un espacio para la sanidad y la reconciliación. El silencio se transforma en un gesto de comprensión y perdón, una exhortación a dejar atrás los resentimientos y a caminar juntos rumbo hacia un futuro más prometedor.

En un mundo cada vez más ruidoso y caótico, el silencio se erige como un refugio de paz y serenidad. Es un espacio sagrado donde el individuo puede reconectar con su esencia más profunda, cultivar la sabiduría interior y encontrar la fuerza necesaria para enfrentar los desafíos de la vida con equilibrio y ecuanimidad.

Cuando los chismes y rumores se desatan como una tormenta de palabras hirientes, el sabio opta por envolver su alma en el manto protector del silencio. Desde este espacio de quietud y reflexión, puede observar con ecuanimidad el caos que lo rodea, sin dejarse arrastrar por las corrientes turbulentas de la maledicencia y la difamación.

En el silencio, el individuo encuentra la claridad necesaria para discernir entre lo verdadero y lo falso, entre lo esencial y lo superfluo. Lejos del ruido ensordecedor de las habladurías y los rumores, puede escuchar la voz suave pero poderosa de su conciencia, que lo guía hacia una comprensión más profunda de sí mismo y del mundo que lo rodea.

El silencio no es una rendición cobarde, sino una elección consciente de preservar la propia integridad y dignidad. Es un acto de respeto hacia uno mismo y hacia los demás, un reconocimiento tácito de que las palabras hirientes y las críticas destructivas sólo contribuyen a perpetuar un ciclo de negatividad y amargura.

Cuando el individuo opta por guardar silencio ante las provocaciones y los ataques verbales, su actitud serena y su aplomo inquebrantable se convierten en un testimonio viviente de su carácter y su fuerza interior. El silencio no es una señal de debilidad, sino una manifestación de madurez emocional y espiritual.

Pero el silencio no es sólo un escudo protector; también es un lienzo en blanco sobre el cual se pueden proyectar los pensamientos más profundos y las reflexiones más trascendentales. En el silencio, el individuo encuentra un espacio propicio para la introspección, para el cultivo de la sabiduría interior y para la conexión con su esencia más auténtica.

El silencio también actúa como un filtro poderoso, permitiendo al individuo discernir entre lo esencial y lo superfluo, entre lo verdadero y lo falso.

Análisis y ejemplos prácticos.

1. El silencio como escudo ante la negatividad

El silencio tiene la capacidad de actuar como un escudo ante la negatividad que puede rodearnos.

En situaciones donde nos enfrentamos a comentarios hostiles, críticas destructivas o incluso agresiones verbales, mantener la calma y optar por el silencio puede ser una forma efectiva de protegernos. Al elegir no responder, evitamos alimentar la confrontación y nos alejamos de situaciones tóxicas. Además, el silencio nos permite reflexionar y evaluar la situación de manera objetiva antes de responder impulsivamente.

Un ejemplo claro de esto puede ser una discusión en el lugar de trabajo en la que un compañero de equipo critique injustamente nuestro trabajo. En lugar de reaccionar de inmediato y defendernos, optar por el silencio nos permite mantener nuestra compostura y evaluar la situación de manera más tranquila.

2. El uso responsable de las palabras para edificar y sanar heridas

Las palabras tienen un impacto significativo en nuestras vidas. Pueden destruir o sanar, dependiendo de cómo se utilicen. Al optar por el silencio en momentos críticos, podemos evitar el uso irresponsable de las palabras y, en su lugar, elegir comunicarnos de manera constructiva y edificante.

Por ejemplo, en una discusión con un ser querido, en lugar de responder con ira o resentimiento, optar por el silencio nos da la oportunidad de reflexionar antes de hablar. Esto puede ayudarnos a encontrar palabras más amables y comprensivas, que pueden sanar heridas en lugar de empeorarlas.

3. Silencio como protección ante la envidia ajena

La envidia es una emoción que puede causar tensiones y conflictos en nuestras relaciones. Al mantener el silencio frente a la envidia ajena, nos protegemos a nosotros mismos y a la otra persona.

Evitar responder a los comentarios envidiosos o negativos nos permite preservar la armonía en nuestras relaciones y no contribuir a una dinámica tóxica.

Por ejemplo, si un amigo expresa envidia por nuestros logros, optar por el silencio puede evitar que la situación se convierta en una competencia innecesaria. En cambio, podemos desviar la conversación hacia temas más positivos o cambiar el enfoque para que ambos se sientan más cómodos.

4. El silencio como acto de preservación y sabiduría

En un mundo donde la expresión irresponsable abunda, elegir el silencio se convierte en un acto de preservación y sabiduría. Al no caer en el juego del provocador, desarmamos a quienes buscan desencadenar conflictos. El silencio es una forma de mantener nuestra integridad y calma en situaciones desafiantes.

Por ejemplo, si alguien intenta provocar una discusión política o religiosa en una reunión social, elegir el silencio nos permite mantener un ambiente pacífico y evitar tensiones innecesarias.

5. Mantenerse en silencio ante chismes y rumores

El silencio es una estrategia sabia cuando se trata de chismes y rumores. Al alejarnos de estas conversaciones, preservamos nuestra reputación y evitamos formar opiniones basadas en información falsa o distorsionada. Además, al no participar en chismes, mantenemos nuestra alma limpia y sana.

Por ejemplo, si escuchamos un rumor sobre un colega en el trabajo, optar por no comentar ni difundir el rumor demuestra responsabilidad social y respeto por los demás.

6. Honestidad y respeto mutuo a través del silencio

El silencio puede ser una muestra de honestidad y respeto mutuo.

En lugar de hablar de manera impulsiva o irresponsable, el silencio nos permite considerar cuidadosamente nuestras palabras y cómo pueden afectar a los demás. Esta reflexión demuestra respeto hacia las personas con las que interactuamos.

Por ejemplo, en una reunión de negocios, optar por el silencio en lugar de criticar a un compañero de equipo puede mostrar respeto por su trabajo y opiniones.

7. Responsabilidad social al evitar chismes

Quedarse en silencio ante los chismes es un acto de responsabilidad social. Al no participar en estas conversaciones, promovemos un ambiente de confianza y respeto en nuestras comunidades y relaciones.

Por ejemplo, si alguien intenta involucrarnos en un chisme sobre un vecino, optar por el silencio nos permite mantener la integridad y no contribuir a la propagación de rumores dañinos.

8. Sabiduría e inteligencia al guardar silencio ante temas polémicos

El silencio es una estrategia sabia cuando se trata de temas polémicos como la política, la religión o la cultura. Estos temas pueden ser sensibles y fácilmente malinterpretados, lo que puede llevar a conflictos y tensiones.

Por ejemplo, en una reunión familiar, evitar discusiones sobre temas políticos controvertidos mediante el silencio puede ayudar a mantener la paz y la armonía entre los asistentes.

9. Estrategia ante críticas destructivas

El silencio es una estrategia efectiva ante las críticas destructivas. Al no responder de inmediato a comentarios negativos, evitamos alimentar el conflicto y protegemos nuestra salud emocional.

Por ejemplo, si recibimos una crítica injusta en el trabajo, optar por el silencio nos permite procesar la crítica de manera más objetiva y decidir cómo responder de manera constructiva si es necesario.

***En resumen**, el silencio es un poderoso aliado en el viaje de la vida. Es un refugio contra el ruido y la agitación del mundo exterior, un lienzo en blanco sobre el cual se pueden proyectar los pensamientos más profundos y las reflexiones más trascendentales. Es una herramienta de autoconocimiento, sanación y transformación personal, y un puente hacia la comprensión mutua y la conexión profunda con los demás y con el universo que nos rodea.*

El poder del silencio es una herramienta valiosa que nos permite mantener nuestra integridad, paz interior y sabiduría en medio de los desafíos de la vida. Al optar por el silencio en momentos clave, demostramos madurez, autocontrol y respeto por nosotros mismos y por los demás.

A lo largo de este capítulo, hemos explorado cómo el silencio puede protegernos de la maldad explícita, la ira y las críticas destructivas, y cómo puede ayudarnos a mantener relaciones saludables y tomar decisiones conscientes.

Al incorporar el poder del silencio en nuestras vidas, podemos navegar por las tormentas emocionales con dignidad y emerger como maestros de nuestro propio camino. El silencio es una fortaleza de paz interior que nos protege de las adversidades y nos enseña a responder sabiamente en lugar de reaccionar impulsivamente.

Capítulo 27

Confía en el proceso de la vida

Confiar en el proceso de la vida implica intimarse con la incertidumbre y aceptar que no tenemos control total sobre el curso de los acontecimientos. Entendiendo que cada experiencia, etapa y desafío, por más dificultosa que se vea, es parte del plan maestro más grande que trasciende el límite de nuestras perspectivas.

Cultivar esta confianza requiere soltar el apego a resultados específicos y desarrollar una mentalidad de crecimiento y apertura al aprendizaje. Es confiar en que incluso los momentos más oscuros tienen el potencial de llevarnos a un mayor autoconocimiento y transformación.

Al abrazar la vida y el proceso, encontraremos paz, múltiples oportunidades de desarrollo personal en medio de la incertidumbre y sobre todo resiliencia. Aprendemos a fluir con los cambios, a encontrar significado en el viaje y a aceptar lo que es, en vez de pelear contra lo que no podemos controlar.

Cuando aprendemos a confiar en el proceso de la vida, se nos permite abrazar la aventura del presente al soltar miedo y ansiedades de lo venidero. Es encontrar un enfoque de confianza, apertura y flexibilidad que nos llena de confianza para encontrar crecimiento y sabiduría en el camino.

Aceptar la incertidumbre y encontrar paz:

En este capítulo, exploraremos la importancia de confiar en el proceso de la vida, incluso cuando enfrentamos la incertidumbre.

Analizaremos cómo la resistencia al cambio y la necesidad de control pueden generar estrés, y cómo adoptar una mentalidad de confianza puede llevar a una mayor paz interior. Aprenderemos a fluir con los cambios y a encontrar serenidad incluso en medio de la incertidumbre.

Consejo Práctico:

Practica la rendición consciente. Cuando te encuentres resistiendo un cambio o enfrentando la incertidumbre, toma un momento para respirar profundamente y suelta la necesidad de control. Acepta que no siempre puedes prever el futuro, pero puedes elegir cómo respondes a él.

Ejemplos:

• **Cambio en la Carrera Profesional:**

Resistencia al Cambio: La resistencia a dejar un trabajo familiar puede deberse al miedo a lo desconocido o a la comodidad de la rutina. Sin embargo, esta resistencia puede generar estrés y limitar las oportunidades de crecimiento personal y profesional.

Abrazar el Cambio: Reconoce que sin cambios no hay avances ni estancamientos. Al abrazar la posibilidad de nuevas experiencias, te abres a oportunidades inesperadas y a un crecimiento personal y profesional significativo.

• **Relaciones Interpersonales:**

Resistencia a la Incertidumbre: La resistencia a la incertidumbre en las relaciones puede llevar a la ansiedad y la preocupación constante sobre el futuro de la conexión. Sin embargo, el control excesivo puede ahogar la espontaneidad y la alegría en la relación.

Confianza en el Proceso: Aceptar que las relaciones evolucionan, y que cada etapa, incluso las difíciles, contribuye a su desarrollo, permite que fluya la conexión de manera más auténtica.

Confía en que, al permitir que las cosas sigan su curso natural, puedes encontrar paz y crecimiento mutuo.

La resistencia al cambio tiene sus raíces en el miedo a lo desconocido, a enfrentar situaciones nuevas o a perder la seguridad. No obstante, este comportamiento es esencial para comprender el cambio en la vida. Ya que sin cambios no puede haber progreso ni oportunidades de crecer y aprender.

Si nos resistimos al cambio no solo generaremos estrés en nuestras vidas, sino que también nos perderemos de las posibilidades de expandirnos y buscar la mejoría. Cuando cambiamos estamos permitiendo la adaptación a nuevas circunstancias, descubrimos facetas escondidas de nuestro ser.

Confiar en el proceso de la vida, implica aceptar la naturaleza cambiante de las experiencias. De ninguna manera significa resignación pasiva, por el contrario, es contraer una mentalidad flexible para enfrentarnos exitosamente a los desafíos con resiliencia y descubrir la paz en medio de la incertidumbre.

En resumen, el miedo al abandono es una ansiedad profunda y debilitante que puede tener un impacto significativo en la vida de las personas. Sin embargo, con el trabajo emocional adecuado y el desarrollo de estrategias efectivas, es posible superar este miedo y aprender a establecer relaciones más saludables y satisfactorias.

Capítulo 28

El Poder de
La Oración y la Meditación

La oración y la meditación tienen un súper poder que radica en la capacidad que tienen para conectarnos con una magnitud más profunda de nosotros mismos y de un ser divino. Estas prácticas espirituales van más allá de lo racional catapultándonos dentro de un estado de conciencia más amplio y tranquilo.

A través de la oración al eterno creador del universo, podemos peticionar nuestras más profundas aspiraciones, pedir guía y fortaleza con la esperanza de una respuesta favorable. Esta conexión nos brinda un certero y profundo significado de consuelo y respuesta, especialmente cuando estamos atribulados por la adversidad o la incertidumbre.

Por su parte, la meditación permisivamente nos sumerge en un estado de presencia y atención plena. Al enmudecer el diálogo incansable de nuestro interior y nos enfocamos en la respiración podemos acceder a un nivel de conciencia más sereno y receptivo. En esta dimensión nos conectamos con nuestra esencia y podemos ganar claridad mental para tener un panorama más claro de nuestra esencia y de la vida.

La oración, al igual que la meditación tienen el poder para activar nuestros recursos más internos. A través de ese poder nos conectan con fuente de sabiduría, fortaleza y paz interior que permanece escondida bajo el bullicio y las preocupaciones cotidianas. Al desarrollar estas prácticas, podemos encontrar creatividad, inspiración y un mayor equilibrio emocional para hacerle frente a los desafíos de la existencia.

Una existencia cada vez más acelerada y absorbente, la oración y la meditación nos brindan un espacio de conexión, retrospección y renovación espiritual. Por medio de ellas, podemos encontrar un amarre, una guía y un profundo sentido vital del propósito de nuestro viaje.

Comprender la promesa de la oración:

En este capítulo, exploraremos detalladamente el pasaje bíblico de Primera de Juan 5:14-15, que aborda la confianza que podemos tener al orar. Analizaremos el significado de estas palabras y cómo aplicar esta promesa en nuestras vidas diarias. Aprenderemos a incorporar esta enseñanza en nuestra práctica de la oración y la meditación para fortalecer nuestra fe y conexión espiritual.

Primera de Juan 5:14-15 (NVI):

Esta es la confianza que tenemos al acercarnos a Dios: que, si pedimos conforme a su voluntad, él nos oye. Y si sabemos que Dios oye todas nuestras oraciones, podemos estar seguros de que ya tenemos lo que le hemos pedido.

Este pasaje resalta la confianza que podemos tener al acercarnos a Dios en oración. La clave está en pedir conforme a su voluntad. Esto no solo implica alinearnos con los propósitos divinos, sino también confiar en la sabiduría de Dios para discernir lo que es mejor para nosotros.

Aplicación Práctica:

• **Discernimiento de la Voluntad Divina:**

Reflexiona sobre tus oraciones y asegúrate de que estén alineadas con los principios y valores enseñados en las Escrituras. La conexión con la voluntad divina aumenta la efectividad de nuestras peticiones.

• **Confianza en la Escucha Divina:**

Cultiva la confianza de que Dios escucha cada una de tus oraciones.

Esto no solo fortalece tu conexión espiritual, sino que también infunde cada palabra con un sentido de propósito y significado.

• *Seguridad en la Recepción:*

Cree firmemente que, al orar conforme a la voluntad de Dios, ya tienes lo que le has pedido. Esta confianza no solo impacta la manera en que experimentas las respuestas, sino que también fortalece tu fe en el proceso de oración.

Saber a quién se ora es una fuente de calma en medio del caos. En un mundo lleno de ideas mal infundadas sobre la naturaleza divina, reconocer a un Dios amoroso y dispuesto a auxiliarnos es un faro de esperanza. La oración no solo es un acto de súplica, sino una conversación con Aquel que está presto a escucharnos y guiarnos.

En las pruebas de la vida, la oración se convierte en el medio para encontrar la salida. Es el recordatorio constante de que, junto con la prueba, se nos ofrece la solución. En la conexión con Dios, encontramos la fuerza para superar desafíos y la confianza para avanzar en la vida con propósito y significado.

El Poder de la Meditación:

Descubriendo la Paz Interior: La meditación es una práctica milenaria que ha demostrado tener un enorme poder transformador en la vida de las personas. Más allá de ser simplemente una técnica para relajarse o reducir el estrés, la meditación tiene el potencial de llevarnos a un estado de conciencia más profundo y liberador.

En esencia, la meditación nos invita a dejar de lado las distracciones y el incesante diálogo interno para conectarnos con el momento presente. Al practicar la atención plena, nos sumergimos en un espacio de quietud y serenidad interior donde podemos acceder a recursos internos invaluables.

Uno de los principales beneficios de la meditación es su capacidad para reducir los niveles de estrés y ansiedad. Cuando nos detenemos a observar nuestros pensamientos y sensaciones sin juicio, comenzamos a cultivar una mayor capacidad de respuesta en lugar de reacción automática. Esto nos permite afrontar los desafíos de la vida con más calma y claridad mental.

Por ejemplo, imagine una persona que se encuentra abrumada por una fecha de entrega en el trabajo. En lugar de dejarse llevar por la preocupación y la tensión muscular, puede practicar unos minutos de meditación para centrarse en su respiración. Al hacerlo, encuentra un espacio de serenidad interno que le permite abordar la tarea con mayor enfoque y menos ansiedad.

Además de regular las emociones, la meditación también tiene el poder de ampliar nuestra conciencia y perspectiva sobre nosotros mismos y el mundo que nos rodea. Al entrenar nuestra atención, desarrollamos una mayor sensibilidad para percibir señales, conexiones y significados que a menudo pasan desapercibidos.

Imagine el caso de una persona que ha estado luchando con un bloqueo creativo. A través de la meditación, comienza a observar con más detenimiento sus pensamientos y sensaciones. Gradualmente, se da cuenta de que gran parte de su frustración proviene de una creencia limitante sobre su propia capacidad. Al soltar este condicionamiento, libera su flujo creativo y se siente más inspirada que nunca.

Pero el poder de la meditación va más allá de los beneficios psicológicos y emocionales. Esta práctica también tiene el potencial de llevarnos a una conexión más profunda con nuestra esencia y con algo que trasciende el ego. Cuando nos adentramos en los niveles más profundos de conciencia, podemos acceder a una sensación de unidad, serenidad y trascendencia que transforma nuestra percepción de la realidad.

Para aquellos que se inician en la meditación, es importante tener paciencia y persistencia. Comenzar con períodos cortos de 5 a 10 minutos al día y, gradualmente, ir aumentando el tiempo a medida que se desarrolla la práctica. Además, es útil encontrar un lugar tranquilo y cómodo para meditar, y experimentar con diferentes enfoques, como la atención a la respiración, el escaneo corporal o la visualización.

Con el tiempo y la práctica constante, la meditación puede convertirse en una valiosa herramienta para la transformación personal, el crecimiento espiritual y el bienestar holístico. Al permitirnos acceder a los recursos más profundos de nuestro ser, esta práctica nos empodera para afrontar los desafíos de la vida con mayor sabiduría, fortaleza y serenidad.

Capítulo 29

Disfruta la vida tal como es

La vida es un misterio maravilloso que se despliega ante nosotros, lleno de matices, texturas y experiencias. Como una práctica tendenciosa y generalizada, los humanos siempre quieren controlar todo lo que sucede en el viaje de la vida. No obstante, los sabios del pasado hacen una invitación a ver esto desde otra perspectiva: disfruta la vida tal y como te tocó vivirla, aceptando que el camino de la vida que hoy vivimos fue elegido mucho antes de llegar a la existencia.

Cuando llegamos a un entendimiento de este destino, alcanzamos a descubrir que todo está en perfecto orden, andando sobre la vereda con el propósito establecido que trasciende nuestra perspectiva llena de limitaciones. Esto no debe amedrentarnos por los desafíos y adversidades que se nos presenten, sino más bien reconocer que estas experiencias son parte integral de la experiencia humana, que nos están dando oportunidades de aprendizaje, transformación y crecimiento.

La vida, en su esencia, es hermosa, a pesar de sus constantes vaivenes. Está compuesta de momentos fugaces de felicidad, tristeza, éxito y dificultad, y nuestra tarea es aprender a balancear esas experiencias, aceptando cada fase con gratitud.

Ahora bien, esta perspectiva no es una tarea fácil de asimilar, ya que implica el total abandono a soltar el control y la necesidad de mantener el orden a toda costa. Sin embargo, al hacerlo, nos abrimos a una visión más amplia y liberadora de la existencia, una que nos permite disfrutar del presente, confiar en el proceso de la vida y encontrar el significado incluso en los momentos más desafiantes.

Exploremos con mayor profundidad cómo cultivar esta actitud de aceptación y disfrute de la vida tal como se nos ha presentado.

Elegir la Vida Antes de Nacer

Hay creencias que esencialmente afirman y mantienen que esta particular forma de ver la vida está basada sobre la afirmación de nuestro destino ha sido confeccionado antes de nuestra llegada a esta existencia. Tradiciones espirituales antiguas y teorías modernas como las "NEW AGES", creen positivamente que nuestras almas han tenido una existencia previa a la que estamos experimentando ahora.

De conformidad con esta óptica, nuestra vida actual no es simplemente el resultado de una casualidad o una serie de circunstancias fortuitas, sino más bien la manifestación de elecciones y lecciones que decidimos emprender en un nivel más profundo de nuestro ser. De esta forma entendemos que las experiencias agradables o desafiantes cumplen un propósito de crecimiento cumplimiento y evolución que trasciende nuestra limitada comprensión.

Imaginemos por un momento el caso de una persona muy atribulada por dificultades económicas o problemas de salud a lo largo de su vida. Estas adversidades no solo acontecen como una cadena de eventos desafortunados, sino que desde la perspectiva de la reencarnación son eventos elegidos conscientemente por el alma con el fin de desarrollar compasión, fortaleza e incluso para cumplir una particular misión en esta nueva existencia.

Al adoptar esta mirada, la persona puede sentir que todo está alineado para un propósito superior, y que, a pesar de los obstáculos, su viaje vital tiene un significado y una dirección que trasciende lo que puede percibir en el momento.

Esto no significa negar o minimizar el sufrimiento, sino más bien encontrar un marco de referencia que les permita afrontar las dificultades con mayor serenidad, confianza y determinación.

Soltar el Control y Confiar en el Proceso de la Vida

Uno de los mayores retos que enfrentamos al intentar disfrutar la vida tal como se nos ha presentado es nuestro comportamiento natural de querer controlar todo lo que acontece a nuestro alrededor. Anclados en una mente condicionada por la enajenación y creencia de que por responsabilidad habremos de resolver todo, predecir y mantener el orden a toda costa, olvidamos que todo esto nos genera una gran ansiedad y frustración cuando las cosas no salen en acorde a lo que pensamos.

Sin embargo, la sabiduría que se esconde detrás de este enfoque de "disfrutar la vida como te tocó" reside en la capacidad de soltar ese deseo intenso de control y confiar en el proceso de la vida. Esto no significa claudicar a la acción o la responsabilidad, sino más bien cultivar una actitud de apertura, flexibilidad y tranquilidad mental ante los acontecimientos.

Citemos otro ejemplo, el de una persona que pierde su trabajo inesperadamente. En vez que se desespere y entre en pánico, puede elegir confiar en que lejos de ser mala suerte, este revés aparente forma parte de un proceso más amplio que aún no puede ver. A lo mejor esta pérdida sea una oportunidad para replantearse su carrera, desarrollar nuevas habilidades o alinear sus valores que le catapulten hacia una prosperidad venidera.

Al soltar el interés a un resultado específico y confiar en que todo está encaminado hacia un bien mayor, la persona puede experimentar una sensación de calma y resiliencia que le permite afrontar la situación con mayor claridad y determinación.

En lugar de luchar contra lo que no puede controlar, aprende a fluir con los cambios, a aceptar lo que es y a encontrar significado en la travesía.

La confianza en el proceso de la vida está lejos de ser algo fácil de obtener o cultivarla de la noche a la mañana. Se requiere de una práctica constante de introspección, conectarse de nuevo con la sabiduría interior y dejarse guiar por el mismo proceso adoptando una paz y tranquilidad de que lo que está aconteciendo es para hacernos crecer y avanzar hacia un futuro más prometedor, para descubrir que la vida se convierte en una aventura llena de posibilidades, en lugar de una lucha constante por mantener el control.

Equilibrando los Altibajos de la Existencia

Para disfrutar la vida como nos tocó vivirla, es muy importante tener la capacidad de poder balancear los altibajos constantes y característicos de la experiencia humana. La esencia de la vida se encuentra en esos momentos difíciles, abrumadores, de tristeza, de felicidad y dificultades, donde nuestro deber tiene que ser aceptar todo con una actitud de agradecimiento.

Muy a menudo, tendemos a aferrarnos a los momentos placenteros y a resistirnos a los desafíos o las experiencias dolorosas. Creemos que la felicidad y el bienestar deben ser los estados permanentes, y nos frustramos cuando inevitablemente surgen las adversidades y los sufrimientos.

Comprender que todos estos altibajos son parte integral de la vida es muy importante y que intentar evitarlos o suprimirlos con desesperación solo nos genera más sufrimiento. En su lugar, se trata de aprender a balancear ese ciclo, aceptando cada emoción y cada experiencia con la misma apertura y compasión.

Ahora veamos otro ejemplo, el de una persona que haya sufrido la irreparable pérdida de un familiar.

En lugar de silenciar el dolor y la tristeza, la persona puede elegir honrar esas emociones, sentirlas y procesarlas cuidadosamente. Al fin y al cabo, la magnitud de esos sentimientos mermará y darán paso a momentos de resignación, pero sin apresurarse a llegar a esa etapa. Reconociendo que el luto es un proceso íntegro y sagrado que merece ser respetado.

Al mismo tiempo, cuando la dicha y la alegría llegan, la persona acoge estos momentos con agradecimiento sin aferrarse a ellos. Para llegar al entendimiento nato de que todo lo que sube, también tiene que bajar, disfrutando cada fase sin apegarse a resultados específicos.

Este equilibrio entre los altibajos de la vida nos permite desarrollar una mayor invulnerabilidad, sabiduría y compasión. Esta perspectiva nos deja un aprendizaje de ver las dificultades como un crecimiento oportuno. Así, la vida se convierte en una aventura llena de significado, en lugar de una lucha constante por mantener el control.

Encontrando el Significado en la Adversidad

La capacidad de encontrar significado en esta experiencia es uno de los mayores desafíos que enfrentamos al adoptar esta perspectiva de disfrutar la vida tal como nos ha tocado vivirla, incluso durante las adversidades y los sufrimientos. Nuestra inclinación natural es resistirnos a la frustración, al dolor y a las dificultades, creyendo que estas situaciones carecen de propósito o valor.

Es por ello por lo que la sabiduría de esta visión se ampara en comprender todo lo que experimentamos, independientemente de su naturaleza, ya que tiene el potencial de un ofrecimiento de lecciones muy valiosas y oportunidades personales de transformación.

Veamos otro ejemplo, una persona que tiene una enfermedad muy grave.

Al principio pudiera sentirse abrumada por el sufrimiento, el miedo y la incertidumbre, tendría un caos de pensamientos de que por que yo, por que a mí. Pero, si logra poner a un lado esos pensamientos y adoptar una perspectiva más amplia, habría la posibilidad de ver cómo esta prueba le despertaría un sentido de gratitud por la vida, mayor compasión y una determinación inquebrantable de vivir más plenamente.

De igual manera, las personas que han tenido el infortunio del fracaso en algún negocio o en una relación importante, pueden llegar a una comprensión más autentica de esta aparente bofetada y asimilarla como una oportunidad para modificar sus prioridades, encontrar una senda más autentica o desarrollar nuevas habilidades.

La esencia radica en desarrollar la capacidad de ver, mirar u observar más allá de la superficie de las experiencias, buscando el aprendizaje, el crecimiento y el propósito oculto en cada una de ellas. De ninguna manera esto implicaría minimizar o negar el dolor, sino más bien abrazarlo con compasión y utilizarlo como un dinamizador para la transformación.

Cuando esta actitud se logra admitir, la vida nos enseña enormes oportunidades para evolucionar, conectarnos con nuestra esencia más profunda y a expandir nuestra conciencia. Aun así, en los momentos más oscuros, podemos encontrar un hilo de esperanza y significado que nos guía hacia una visión más amplia y liberadora de la existencia.

Cultivando una Actitud de Gratitud y Disfrute

Al final, para poder disfrutar la vida tal cual como nos ha tocado vivirla debemos ser capaces de conservar una actitud de agradecimiento y de vivencia clara del presente. Constantemente nos encontramos en una encrucijada de la insatisfacción, creyendo radicalmente que la felicidad llegará cuando logremos alcanzar metas específicas o cuando nuestro estatus quo mejore.

No obstante, ello, la sabiduría que impera en esta perspectiva nos hace una invitación a reconocer que la vida misma, es un regalo y que la felicidad no precisa de las situaciones externas, sino de nuestra audacia para disfrutar y apreciar cada momento, tal y como se nos presente.

Imaginemos por un momento el caso de una persona que consiguió cumplir un sueño que anheló por mucho tiempo, comprar una casa o conseguir un trabajo bien remunerado. En un primer momento, es natural que experimente una sensación de logro y satisfacción. Sin embargo, si no cultiva una actitud de gratitud y disfrute, pronto puede encontrarse buscando la próxima meta o el siguiente hito que le brinde esa sensación de plenitud.

Por otro lado, si la persona aprecia minuciosamente cada detalle, cada instante de dicha y bienestar por más pequeño que este sea y que ya está presente en su vida, se dará cuenta que la felicidad no es una meta lejana, sino un estado de ser que puede darle crecimiento en el aquí y ahora.

Como se mencionó anteriormente, esto por ningún motivo significa minimizar o negar los momentos engorrosos o de sufrimiento, sino más bien acrecentar la capacidad de alternancia entre la aceptación de lo que es y el deleite de las bendiciones y pequeños placeres que la vida nos ofrece en cada momento.

Cuando hacemos nuestra esta actitud de gratitud y deleite del presente, nuestra perspicacia de la realidad se transforma. Comenzamos a descubrir la belleza en lo habitual, a encontrar la maravilla en los detalles que antes pasaban desapercibidos y a sentirnos profundamente agradecidos por el simple hecho de estar vivos y poder experimentar esta aventura llamada vida.

Conclusión: Abrazar la Vida Tal Como Es

En conclusión, confiar en el proceso de la existencia, desarrollar la capacidad de soltar el deseo de control, equilibrar los altibajos emocionales, ser agradecidos y disfrutar del presente, es lo ideal y más sabio para disfrutar la vida tal como nos ha tocado vivirla.

Al abrazar esta perspectiva, una apertura visionaria más amplia y liberadora de la vida sucede cuando reconocemos que el destino de nuestro sendero ya estaba previamente trazado, incluso antes de llegar a esta nueva existencia. De tal manera aprendemos a fluir con los cambios, aceptamos lo que es y a explorar nuevas oportunidades de crecimiento y transformación en cada una de nuestras experiencias, aunque sean difíciles o placenteras.

Al soltar el control y confiar en el proceso de la vida, desarrollamos una mayor resiliencia, sabiduría y compasión. Comprendemos que los altibajos de la existencia son parte integral de la condición humana, y que la clave radica en aprender a balancearlos con ecuanimidad y gratitud.

De igual forma, cuando desarrollamos la capacidad de descubrir el significado de lo que nos acontece, incluso en medio de lo adverso, nos fortalecemos para transformar nuestros padecimientos en oportunidades de crecimiento y transformación. Lo más valioso de cada una de estas experiencias es la conversión magistral de enseñanza y enseñanza en lo más profundo de nuestro ser interior junto con la conexión excepcional con el que todo lo puede.

El fortalecimiento es un concepto multifacético que implica la obtención de control sobre las decisiones y acciones propias, así como la capacidad de influir a nuestro alrededor y modificar las circunstancias que limitan el desarrollo individual y común. Esto es un proceso por el cuál las comunidades, grupos o personas adquieren fortaleza de sus capacidades para tomar decisiones y ejercer el control de sus vidas.

Dentro de la investidura de poder emocional personal, encontramos aspectos como la autoestima, confianza en uno mismo, toma de consciencia de sobre la desigualdad, acceso a oportunidades y recursos, participación de toma de decisiones importantes y el ejercicio del control sobre situaciones que estropean el curso normal de las personas.

Este dicho proceso suele suscitarse a nivel individual, pero también a nivel colectivo o comunitario, cuando los grupos marginados se organizan y adquieren poder para resguardar sus derechos e intereses.

La investidura emocional poderosa es fundamental para fomentar la ecuanimidad, el desarrollo humano sostenible y la justicia social, permitiendo que todas las personas puedan ser sus propios precursores de vida y transformen sus realidades.

Al final, cuando acogemos una actitud de agradecimiento y regocijo del presente, nos daremos cuenta de que la plenitud y la felicidad no son destinos distantes de nuestra realidad, sino que son situaciones accesibles de conquistar a cada momento de nuestra existencia. Descubrimos la forma ideal de apreciar los placeres, aunque sean pequeños, a encontrar la maravilla en lo habitual y a sentirnos genuinamente agradecidos por el simple hecho de estar vivos.

Por último, pero no menos importante, disfrutar la vida tal como nos ha tocado experimentarla es un acto de fe, de rendición y apertura a un proceso más amplio que trasciende nuestro entendimiento. Es acoger la emocionante aventura de la existencia junto con todo y sus vaivenes, a sabiendas que cada paso del camino, incluso los más hostiles, nos guía un propósito y un significado que trasciende nuestra limitada pero hermosa esencia humana.

######## *Palabras finales.*

En el cierre de esta travesía por el poder de pensar positivo, de ensamblar fragmentos de la vida, meditación y oración, reflexionamos sobre los fundamentos que hemos explorado juntos. En cada página, desglosamos conceptos esenciales, en algunas ofrecimos consejos prácticos y exploramos cómo la conexión con un ser supremo puede infundir nuestra vida con significado y dirección.

Que estas palabras no solo resuenen en tu mente, sino que se arraiguen en tu corazón. El viaje hacia la positividad y la espiritualidad es continuo, y este libro podría ser una herramienta para fortalecer tus pasos en ese camino.

Que tu existencia se vea impregnada de la luz que emana de un pensamiento positivo y de la confianza que surge de la oración. Que encuentres consuelo en los momentos de prueba y alegría en cada paso de tu jornada.

Mensaje de Esperanza:

En el horizonte de cada nuevo día, se despliega un lienzo de posibilidades y oportunidades. Que la esperanza sea tu guía constante, recordándote que, incluso en los momentos más oscuros, hay luz. Cada desafío es una puerta que se abre a nuevas fortalezas y descubrimientos.

El sueño de los despiertos es la esperanza, es el atalaya luminoso en una tempestad, la convicción de que, al otro lado de la nube el sol va a brillar resplandecientemente. Al igual que las estrellas iluminan las noches más oscuras, la esperanza resplandece los lugares más recónditos y sombríos de nuestra existencia.

Que este mensaje de esperanza se establezca en todo tu ser, teniendo presente que eres capaz de superar, crecer y florecer en cualquier circunstancia. Que tu vida esté tejida con hilos de optimismo y fe, marcando un camino de positividad y realización.

Epílogo:

En este cierre, te invito a llevar contigo los principios aquí compartidos no solo como conocimiento, sino como un mapa para el viaje de la vida. Que la positividad sea tu brújula, guiando tus pensamientos hacia el bien y atrayendo a tu vida la prosperidad.

Que la oración sea tu refugio sagrado, donde encuentres consuelo en la conexión con lo divino. Que cada palabra pronunciada en oración sea como el suave susurro de la esperanza, recordándote que nunca estás solo en tu caminar.

Que la esperanza, como un río constante, fluya a través de cada día, irrigando tu alma y nutriendo tus sueños. Que encuentres paz en la certeza de que, en el jardín de la vida, cada estación tiene su propósito y cada flor su momento de florecer.

Que este libro sea un faro de luz en tus días oscuros y un recordatorio constante de que, al pensar positivamente y confiar en la oración o meditación, estás cultivando un camino hacia la realización personal y la conexión espiritual.

Que la paz y la alegría te acompañen siempre.

www.ingramcontent.com/pod-product-compliance
Lightning Source LLC
Chambersburg PA
CBHW050205230526
45470CB00001B/253